DE

# L'HYPERMÉTROPIE

DE

# L'HYPERMÉTROPIE



PAR



**Basile VLÂDESCU**

DOCTEUR EN MÉDECINE,
ANCIEN INTERNE DES HÔPITAUX DE BUCAREST.

PARIS
LOUIS LECLERC, LIBRAIRE-ÉDITEUR
RUE DE L'ECOLE-DE-MÉDECINE, 14

1867

## POUR SERVIR DE PRÉFACE

En prenant pour sujet de « thèse » *l'hypermétropie*, nous n'avons nullement imité la mode, ni de propager un nom nouveau pour une affection connue déjà depuis bien longtemps, ni de décrire sous ce nom une maladie très-rare et comme curiosité tout à fait scientifique.

Le but que nous nous sommes proposé, en décrivant cette anomalie de la réfraction, c'est de vulgariser la connaissance d'une des maladies des yeux très-fréquente et pourtant très-peu connue.

D'après les relevés statistiques que nous avons faits à la clinique de M. Giraud-Teulon et d'après les observations que nous avons recueillies pendant trois ans, nous avons constaté que l'hypermétropie occupe presque le sixième rang parmi les maladies des yeux.

En effet, l'emmétropie (terme moyen de la réfraction) n'existe pas ; un centième de millimètre de plus ou de moins dans la longueur de l'axe optique nous rend amétropes, et tous les amétropes qui ne sont pas myopes sont hypermétropes. Si maintenant on réfléchit que les myopes appartiennent presque tous à la population lettrée, laquelle est en minorité, on conviendra que l'hypermétropie doit être la règle : et il est heureux que cela soit ainsi, car il n'y a que les emmétropes et les hypermétropes qui aient une acuité normale pour les objets lointains. Puisque l'emmétropie n'est pas de ce monde, l'état le plus fréquent de l'œil humain est un léger degré d'hypermétropie.

En faisant la description de cette anomalie de la réfraction, nous avons insisté sur les caractères anatomiques et les conséquences qu'ils entraînent à leur suite, savoir : les strabismes et leur mode de production et l'asthénopie, phénomène presque constant de l'hypermétropie.

Au traitement, après avoir passé en revue et combattu les différents moyens qu'on appelait rationnels, nous avons montré que la guérison de l'asthénopie s'obtient par la correction de l'hypermétropie au moyen de verres convexes convenables.

Enfin, terminant notre thèse, nous n'avons pas pu passer sous silence deux points importants pour tout praticien : 1° la correction de l'hypermétropie dans la presbyopie; 2° la correction de la réfraction dans l'aphakie.

Nous avons ajouté à la fin de notre thèse un nombre restreint d'observations qui nous paraissent intéressantes par quelques points particuliers.

Les préliminaires et les signes et abréviations n'ont pas d'autre but que de familiariser le lecteur avec quelques expressions tout à fait scientifiques et d'éviter au travail de longues pages d'impression.

## PRÉLIMINAIRES

On appelle *état de réfraction d'un œil*, R. S, la force réfringente statique dont il jouit, lors du repos absolu du sommeil ou de la paralysie de sa faculté d'accommodation.

On appelle *emmétrope* ou moyen (*modum tenens*) l'œil dans lequel cet état de la réfraction correspond à la réunion exacte des rayons venus d'objets situés à l'infini, sur la couche sensible (cônes et bâtonnets) de la rétine *pendant le repos de l'accommodation.*

On appellera *amétropie* cet état dans lequel l'œil, étant au repos (de l'accommodation), les rayons parallèles se réunissent en *avant* ou en *arrière* de la couche sensible de la retine (1). Dans le premier cas l'œil est *myope ;* dans le second il est *hypermétrope.*

(1) Cette définition n'est pas absolue : nous ferons une réserve pour l'astigmatisme (α privatif, στιγμα, point, foyer), maladie très-rare de la réfraction dans laquelle il n'y a pas de foyer total. Les rayons qui passent par chaque méridien forment bien un foyer, mais comme les divers méridiens ont des courbures différentes, ces divers foyers se forment en divers points et ne coïncident pas entre eux.

## Signes et abréviations.

E. Emmétropie.
R. S. Réfraction statique.
H. Hypermétropie.
Hm. Hypermétropie manifeste.
Hl. Hypermétropie latente.
Ht. Hypermétropie totale.
S. Acuité de la vision.
$\infty$ Infini.
$\alpha$. Angle compris entre la ligne visuelle et l'axe de la cornée.
$\rho'$. Rayon de courbure de la cornée.
$\rho^{\circ}$. Rayon de la cornée dans la direction de la ligne visuelle.
$p$. *Punctum proximum*, absolu de la vision distincte.
$p^1$. *Punctum proximum*, relatif de la vision distincte.
$p^2$. *Punctum proximum*, binoculaire de la vision distincte.
$r$. *Punctum remotissimum*, absolu de la vision distincte.
$r^1$. *Punctum remotissimum*, relatif de la vision distincte.
$r^2$. *Punctum remotissimum*, binoculaire de la vision distincte.
$\varphi'$ et $\varphi''$. Foyer antérieur et postérieur du même système.
A. Amplitude de l'accommodation.
$''$. (Après un nombre) pouce ou pouces.
$'''$. (Après un nombre) ligne ou lignes
M. Myopie.
L. Cristallin.
O. G. Œil gauche.
O. D. Œil droit.
E. O. Examen ophtalmoscopique.
*m. v.* Méridien vertical.
*m. h.* Méridien horizontal.

# DE L'HYPERMÉTROPIE.

Le nom d'*hypermétropie* a été introduit dans la science par M. Donders.

*Synonymie.*—Hyperpresbyopie, hyperopie (Helmholtz).

Nous préférons l'expression d'hypermétropie ; ce n'est point un degré plus avancé de la presbyopie, c'est une disposition de l'œil (raccourcissement de l'axe antéro-postérieur) pour laquelle les rayons parallèles vont former leur foyer, non plus sur la rétine, comme à l'état normal, mais au delà (υπερ, sur ; μετρον, mesure). C'est un état différent de la presbyopie ; celle-ci, en effet, peut se montrer aussi bien dans un œil hypermétrope que dans un œil myope.

## DÉFINITION.

On appelle hypermétropie « le déficit de la réfraction statique » ; c'est-à-dire une anomalie de la réfraction, *l'accommodation étant paralysée,* dans laquelle le foyer des rayons parallèles se fait en arrière de la rétine.

## HISTORIQUE.

L'hypermétropie est une affection tout à fait moderne. Cependant M. Donders attribue à Janin (1) l'honneur d'avoir signalé le premier cet état de la réfraction. Voici

(1) Jean Janin, *Mémoires et observations anatomiques, physiologiques et physiques sur l'œil.* Lyon et Paris, 1779, p. 429.

quelques passages de Janin auxquels M. Donders fait allusion :

« Tous les physiologistes et les physiciens ont dit qu'il y a trois sortes de vue, savoir : la myope, la presbyte et la vue parfaite. De ces trois espèces de vue, il n'y en a que deux naturelles, qui sont la vue ordinaire et la myope, car la presbyte n'est qu'accidentelle puisqu'elle n'affecte que les vieillards.... Je ne sache pas qu'aucun auteur ait fait mention d'aucune autre espèce de vue naturelle : cependant il en existe; mais on doit les considérer comme des phénomènes ou des écarts de la nature. L'observation suivante en est un exemple.... Quoique les yeux du sieur Silva représentassent, par leur grande sphéricité, des yeux myopes, ils ne l'étaient cependant pas, puisque les lunettes concaves, bien loin de lui être favorables, lui causaient au contraire une plus grande confusion dans l'objet aperçu ; il n'y avait que les lunettes qu'on appelle micataractes qui lui fussent utiles, ce qui fait présumer, avec quelque espèce de raison, que le vice de son organe a beaucoup d'analogie avec l'œil d'une personne qui a souffert l'opération de la cataracte. »

A une époque beaucoup plus éloignée, Thomas Young (1), dans un mémoire souvent cité, s'exprime ainsi : « Pour finir, je récapitulerai les principaux objets et résultats des recherches que je me suis permis d'exposer en si grand détail à la *Société royale*.... 7° D'examiner quelles conclusions on peut tirer des expériences faites jusqu'à ce jour sur des personnes privées du cristallin ; de pousser

(1) On the mecanism of the eye, in Philos. Transact. for 1801, p. 23, et in Miscellaneous works of the late Ph. Young, edited by G. Peacock t. 1, p. 12.

plus loin cette étude conformément aux principes indiqués par le Dr Porterfield et de confirmer son opinion de l'entière impossibilité où se trouvent ces personnes de changer l'état de la réfraction de l'organe.... 8°.... »

L'hypermétropie a été fort bien caractérisée par Ware (1); mais il n'en est plus fait mention dans la science jusqu'à Ruete (2); chez ce dernier la notion de H n'est pas encore parfaite. De nos jours, les auteurs qui ont le plus contribué à faire avancer la science sur ce point sont MM. Carl Stellwag de Carion, de Graëfe et surtout l'éminent physiologiste d'Utrecht. En France, je veux dire à Paris, parmi les nombreux dispensaires ophthalmologiques, celui de M. Giraud-Teulon est, à vrai dire, le seul où on puisse apprendre avec une grande facilité les maladies de la réfraction et de l'accommodation. Les cas d'hypermétropie abondent; leur étude se fait avec une rapidité merveilleuse.

Je termine ici le court historique de cette affection nouvelle pour la science, et je passe rapidement à sa description.

## DIVISION.

L'hypermétropie peut être *acquise* ou *congénitale*. La première se développe par les changements séniles dans l'œil emmétrope. Quant à H congénitale, elle peut être reconnue dès l'instant où il est possible d'apprécier la portée de la vue d'un enfant.

(1) Philos., Transact. of the royal Society of London for the year, James Ware. London, 1813, p. 43.

(2) Lehrbuch der ophthalmologie für aerzte und studierinde, bd. 1, p. 234, Braunschweig, 1853.

L'*aphakie* (absence ou déplacement du cristallin du champ pupillaire) peut être comprise provisoirement sous le titre de H acquise.

On divise encore H en hypermétropie *latente* Hl et hypermétropie *manifeste* Hm. La réunion des deux constitue l'hypermétropie *totale* Ht.

1° *Hypermétropie latente* Hl. — On devrait croire que tout sujet affecté de déficit de la réfraction statique est dans l'impossibilité absolue de voir nettement les objets éloignés. Mais il n'en est rien, et la plupart du temps un hypermétrope voit au contraire très-bien les objets distants. C'est que la tension de l'accommodation est associée à l'acte de la vision et que les hypermétropes mettent en jeu une partie de l'accommodation que les emmétropes n'appellent en exercice que pour les objets rapprochés. Cette H est pour l'observateur *dissimulée* ou *latente*. Quelquefois les verres convexes faibles, dès qu'ils sont présentés, loin d'améliorer la vue, au contraire, la troublent. Bien plus des verres concaves qui ajoutent à cette H $\frac{1}{40}$ ou $\frac{1}{30}$ de déficit dans la réfraction peuvent parfois l'améliorer momentanément. Pourtant le sujet que nous avons devant nous est bien réellement hypermétrope, car une solution d'atropine, instillée dans l'œil, paralyse l'accommodation, trouble la vue des objets distants, et ce n'est qu'un verre positif qui lui rend sa clarté. Ainsi donc H présente une particularité qui ne s'observe guère dans aucune autre maladie de la réfraction statique et dynamique : c'est que la *tension de l'accommodation est associée à l'acte de la vision et qu'ainsi* H *est en partie cachée.*

L'hypermétropie latente ne s'observe guère que chez les

jeunes sujets, et chez les adultes jusqu'à l'âge de 50 ans ; chez ceux qui ont encore assez d'accommodation pour leur besoin.

2° *Hypermétropie manifeste* Hm. — A mesure que le sujet avance en âge, Hl devient de plus en plus manifeste. L'expérience montre clairement qu'à 40 ans, Hl est très-petite par rapport à Hm et qu'à 50 ans on peut la négliger presque complètement. A ce dernier âge il n'est pas besoin de paralyser l'accommodation pour reconnaître un déficit de la réfraction. Cependant si l'on paralyse l'accommodation, après avoir reconnu le degré de H, on trouve encore un déficit plus élevé, c'est Hl ; celle-ci ajoutée à la première (Hm) donne Ht.

*Conclusion.* — De ce que nous venons de voir précédemment, il résulte que H, primitivement latente ou dissimulée, devient graduellement plus apparente, et finit à ses plus hauts degrés par se manifester complétement. Ainsi chez quelques enfants de 10 à 12 ans avec Hl, après la paralysie de l'accommodation, on trouve H $= \frac{1}{6}$ ; chez d'autres avec Hm $= \frac{1}{16}$ à $\frac{1}{20}$ on trouve H $= \frac{1}{5}$. A 20 ans la moitié ; à 40 plus des trois quarts de Hl seront devenus manifestes et à 70 ans nous ne trouverons plus que Hm, mais à un degré beaucoup plus fort que le degré primitif de H ; cela tient à la diminution de la réfraction dans les milieux transparents de l'œil.

L'hypermétropie manifeste se subdivise à son tour en *absolue*, *relative* et *facultative*.

Dans l'hypermétropie *absolue*, le punctum proximum *p* est lui-même à l'infini $\infty$, et nul effort de convergence ne permet au sujet de voir les objets distants.

M. Donders cite un cas, celui du Dr de Haas (1), l'un des plus forts hypermétropes qu'il a rencontrés. Son Hm monte presque à $\frac{1}{3}$, et néanmoins avec une forte convergence le Dr de Haas arrive presque à l'accommodation des rayons parallèles. Il a en effet pour son âge une amplitude de l'accommodation $\frac{1}{A}$ très-considérable, d'environ $\frac{1}{3}$. Puisque $\frac{1}{A}$ chez le Dr de Haas était, il y a quelques années, plus grande qu'aujourd'hui, nous pouvons en conclure sûrement que son Hm n'était pas encore absolue. De ce fait résulte que l'hypermétropie absolue est rare dans la jeunesse.

Dans l'hypermétropie *relative* le *p* est encore à l'infini $\infty$ comme dans l'hypermétropie absolue ; mais l'individu a encore la faculté de retrouver un jeu accommodatif plus ou moins marqué par la convergence de ses lignes visuelles (strabisme convergent périodique) vers un point situé plus près de l'œil frappé de déficit.

Ainsi, par exemple, pour qu'un individu affecté d'hypermétropie relative puisse voir distinctement à une distance de 16″ (pouces), il doit y avoir convergence à une distance de 12″, c'est-à-dire sous un angle de 11°,21.

Enfin dans l'hypermétropie *facultative*, les objets peuvent être vus à $\infty$ avec ou sans verres convexes.

Ces genres d'H deviennent, après l'âge de 50 ans, de l'hypermétropie absolue.

*Conclusion.* — Le caractère distinctif de H est, pendant le repos de l'accommodation, la position *du foyer* postérieur $\varphi''$, derrière la rétine. — Si $\varphi''$ avec la plus forte tension de l'accommodation demeure derrière la rétine,

(1) Auteur de la dissertation inaugurale : *Over de Hypermétropie en hare gevolgen*. Utrecht, 1862.

Hm est absolue; si $\varphi''$ ne peut atteindre la rétine qu'avec la convergence des lignes visuelles, Hm est relative; enfin elle est facultative lorsque, avec des lignes visuelles parallèles, $\varphi''$ peut-être amené à former foyer sur la rétine.

Par rapport à la vision, la distinction de H a aussi son côté important; ainsi, avec une hypermétropie absolue, la vision ne peut jamais être nette; avec une hypermétropie relative, elle n'est distincte qu'à condition d'être *monoculaire*; au contraire, avec l'hypermétropie facultative, la vision *binoculaire* peut être nette. Ainsi, par exemple, à l'âge de 10 ans avec H $= \frac{1}{6}$, Hm étant $= \frac{1}{30}$, l'enfant (mettant en jeu une certaine quantité de l'accommodation) voit encore nettement à quelque distance de l'œil (Hm facultative), sans verres convexes. A 25 ans, H demeurant $= \frac{1}{6}$, *Hm* est devenu $\frac{1}{16}$, alors il n'y a plus du *p* binoculaire, car le point le plus rapproché est à 30″ : l'hypermétropie relative est survenue. Enfin, à 31 ans, *p* dépassant $\infty$, il y a alors de l'hypermétropie absolue. De plus, tandis que $\frac{1}{A}$ diminue graduellement et finit par devenir $= 0$ à 80 ans, la partie latente de l'hypermétropie, la distance entre rr'm et rt r't diminue de plus en plus et disparaît enfin entièrement au point de rencontre de rm r'm et rt r't; en même temps l'hypermétropie totale s'est élevée de $\frac{1}{6}$ à $\frac{1}{4}$, 5.

## CARACTÈRES ANATOMIQUES DE L'ŒIL HYPERMÉTROPE.

L'œil hypermétrope est un *petit œil*; il est relativement trop court, en rapport avec un appareil réfringent régulier. En effet, toutes ses dimensions sont moindres que celles de l'œil emmétrope; l'axe visuel est surtout plus court. Chez un individu de stature moyenne, l'œil hypermétrope a offert, dans le diamètre antéro-postérieur des diminutions s'élevant jusqu'à 3mm sur la longueur moyenne (D).

On pourrait appeler cette structure type particulière dans cette anomalie de la réfraction : *structure hypermétropique.*

Nous allons passer successivement en revue les éléments qui ont été signalés comme caractères anatomiques de H, et nous insisterons sur ceux que nous pensons être les véritables. Commençons tout d'abord par les éléments qui constituent l'appareil réfringent.

1° *Cornée.* — On a supposé que cette membrane présente une convexité plus petite que chez l'œil emmétrope ; mais des mensurations faites en grand nombre contredisent cette assertion. — Dans les degrés élevés de H, le rayon situé dans la direction de la ligne visuelle $\rho^{\circ}$ est presque égal à celui de l'œil emmétrope, et dans les plus hauts degrés, lorsque la circonférence de la cornée est un peu moindre que d'habitude, le $\rho^{\circ}$ est un peu plus petit. Mais si cela est vrai pour le $\rho^{\circ}$, ce doit l'être encore davantage pour le rayon du sommet de la cornée $\rho'$ (seul ici en question), car l'angle $\alpha$ compris entre l'axe de la cornée et la ligne visuelle est plus grand dans H que dans E.

Si, en effet, la cornée semble être moins convexe dans H comme elle le paraît aussi dans la presbyopie, cela tient à la moindre profondeur de la chambre antérieure et à la petitesse plus considérable de la pupille ; la position plus antérieure de l'iris et du cristallin est une particularité de la structure hypermétropique.

2° *Cristallin.* — Dans quelques yeux le cristallin est plus épais ; dans d'autres plus mince. Nous n'admettrons pas l'aplatissement du cristallin dans la structure hypermétropique, car les mensurations faites par MM. Donders et Knappe ne sont pas suffisamments exactes ; jusqu'à nouvel ordre, nous ne pouvons admettre que le cristallin soit moins convexe dans H que dans E. Tout ce que l'on sait, c'est que le cristallin est plus rapproché de la cornée dans H que dans M et E. Pourtant cette situation est en faveur de M et non pas de H.

Jusqu'à présent, dans les deux éléments que nous avons examinés, nous n'avons pas trouvé le caractère anatomique de H. La description du globe oculaire lui-même fera ressortir mieux ces caractères.

Nous avons dit en commençant ce chapitre que l'œil hypermétrope est un petit œil. En effet, immédiatement après la cornée, la sclérotique paraît plate ou légèrement convexe, mais courbée en excès dans sa région équatoriale ; en d'autres termes : si l'on fait porter le regard fortement en dedans ou en dehors, de manière à amener toutefois en avant la grande circonférence de la sclérotique, le globe oculaire apparaît comme le globe terrestre, aplati vers les pôles, renflé à l'équateur. La courbure est plus prononcée dans la direction des méridiens, que dans celle de l'équateur lui-même. Une section horizontale faite suivant l'axe visuel a la forme d'une ellipse dont l'axe visuel est le petit axe ; au contraire, une section perpendiculaire à l'axe visuel, faite suivant l'équateur, est presque un cercle.

Si, comme nous l'avons vu, les dimensions de tous les axes sont moindres, l'expansion de la rétine est moindre, par conséquent, le nerf optique est plus petit avec un plus petit nombre de fibres; de plus l'asymétrie des différents méridiens (astigmatisme) est en moyenne, dans cet œil, plus grande que dans l'œil emmétrope. Ces deux circonstances expliquent en partie pourquoi, dans les degrés élevés de H, l'acuité de la vision est au-dessous de la normale.

La cornée, quelquefois, peut se développer d'une manière imparfaite, alors il y a une véritable microphthalmie.

On peut résumer les caractères anatomiques apparents de H comme il suit : petitesse du globe, aplatissement de la sclérotique en avant, saillie de l'équateur, courbure très-prononcée dans la direction des méridiens, etc., etc; paupières aplaties et larges, enfin effacement des os qui bordent l'orbite.

En général, toute personne affectée d'une forte différence dans l'état de la réfraction des deux yeux, aura le front aplati, deprimé du côté de H prononcée.

## SYMPTOMATOLOGIE.

Pour faire mieux comprendre l'étude des symptômes qui caractérisent H, nous allons étudier successivement : 1° l'asthénopie; 2° la physionomie des hypermétropes, et 3° les moyens qui décèlent d'une manière certaine cette anomalie de la réfraction statique.

1° Asthénopie. — Un des caractères pathognomoniques de H, c'est l'asthénopie. A lui seul il peut, même pour le médecin non specialiste, suffire au diagnostic, ou du moins puissamment l'éclairer.

On doit entendre par asthénopie quand il s'agit de cette anomalie de réfraction, une tendance à la fatigue, survenant plus ou moins rapidement, surtout dans le travail rapproché.

Pour faire le portrait de ce symptôme ou mieux de cette maladie, car en vérité, c'en est une, nous ne pourrons mieux faire que de l'emprunter à l'homme éminent qui a su la reconnaître, la décrire et la guérir.

« Un état morbide particulier des yeux a longtemps attiré l'attention des ophthalmologistes. Les phénomènes dont il se compose sont très-caractéristiques. — L'œil a une apparence parfaitement normale ; les mouvements sont réguliers ; la convergence des lignes visuelles ne présente pas de difficulté, le pouvoir visuel est généralement net ; — et néanmoins, en lisant, écrivant et en s'appliquant à d'autres ouvrages minutieux, spécialement à la lumière artificielle, ou dans un endroit obscur, les objets deviennent bientôt indistincts et confus ; il survient un sentiment de fatigue et de tension siégeant principalement au-dessus des yeux et nécessitant un arrêt dans le travail. La personne ainsi affectée ferme souvent involontairement les yeux et se passe la main sur le front et les paupières. Après quelques instants de repos, elle voit de nouveau distinctement, mais les mêmes phénomènes se développent de nouveau plus rapidement que la première fois. Plus elle s'est reposée, plus elle peut continuer longtemps son ouvrage. Ainsi après le repos de dimanche, elle commence la semaine avec une ardeur et une fraîcheur nouvelles, bientôt suivies d'un nouveau désappointement.

Si l'occupation ne porte pas sur des objets rapprochés, le pouvoir visuel paraît normal et il n'existe aucune sensation désagréable. Si, au contraire, elle tente malgré toute la gêne qui survient, par un effort puissant, de continuer des ouvrages minutieux et assidus, les symptômes augmentent progressivement, la tension frontale donne lieu à une douleur réelle au-dessus des yeux, parfois même il s'ensuit une légère rougeur et un flot de larmes ; tout devient diffus devant les yeux, et le malade ne voit plus bien, même à distance. Enfin, après une trop longue tension, il est obligé de s'abstenir pendant longtemps de tout ouvrage. Il est à remarquer que la douleur, dans les yeux eux-mêmes, après un travail même longtemps continué est une chose exceptionnelle. » (DONDERS.)

Telle est la série des phénomènes, cette fois complets d'un état des yeux bien commun qui, jusque dans ces derniers temps, a été considéré comme une sorte d'amblyopie.

NOMENCLATURE ANCIENNE DE L'ASTHÉNOPIE. — Un coup d'œil sur les auteurs classiques suffit pour montrer comment cette affection a été successivement envisagée : hebetudo visus, — debilitas, — impaired vision, — muscular amaurosis, — disposition à la fatigue des yeux, — amblyopie presbytique ou amblyopie par presbytie, — kopiopie, — amblyopie sthénique et asthénique et enfin plus récemment, fatigue de l'accommodation.

Que signifient ces dénominations, si ce n'est une connaissance incomplète de la cause ? Tour à tour, la nature du mal fut recherchée dans les organes de l'accommodation, dans les muscles extérieurs, dans les éléments musculaires internes et enfin l'importance de la rétine même fut jetée dans l'ombre. La dernière de ces dénominations (fatigue de l'accommodation) semblerait au premier abord exprimer la nature du mal; mais un peu de réflexion, doit la faire écarter. En effet, lorsqu'on a supposé que l'origine de l'asthénopie s'expliquait ainsi (par la prétendue fatigue de l'accommodation), on négligeait des milliers de personnes qui faisaient subir à leur pouvoir de vision, le même degré d'accommodation ou des degrés encore plus considérables, sans éprouver ces phénomènes d'asthénopie ou de vision affaiblie ; on oubliait encore que l'asthénopie se rencontre souvent chez des hommes et même chez des enfants ayant demandé fort peu à leur pouvoir de vision.

Tel était l'état de la science sur ce point, quand l'éminent physiologiste Hollandais n'ayant pas été satisfait d'expliquer ces phénomènes par la « prédisposition à la fatigue des yeux » trouva qu'une altération congénitale, c'est-à-dire un degré modéré de H en est la source; ou en d'autres termes que c'est l'insuffisance de la réfraction statique et que la réfraction dynamique doit la suppléer. (Et, en effet, on voit cette prétendue disposition à la fatigue s'évanouir, quand par l'interposition du verre convenable, on supplée au déficit, cause première de tout le mal.) H est ici cependant plus qu'une prédisposition. L'asthénopie, — je veux dire la tendance à la fatigue en regardant des objets rapprochés, — y est déjà entièrement comprise.

*Mécanisme et nature de l'asthénopie.* — La cause occasionnelle de l'asthénopie est dans la continuité d'une action en excès du pouvoir accommodatif. — Chez l'œil emmétrope quelle que soit la durée de l'exercice, la faculté de l'accommodation ne se fatigue point plus tôt que les autres éléments de l'organe ; mais si elle se fatigue chez l'hypermétrope c'est que dans cet œil elle est en réalité impuissante, eu égard aux conditions physiques qu'elle a à satisfaire. — En effet, l'asthénopie n'est pas la fatigue elle-même, mais le manque du pouvoir qui donne lieu à la fatigue. Le muscle ciliaire étant obligé de se maintenir à un raccourcissement constant, son extensibilité augmente graduellement, de là une nouvelle nécessité de contraction et ainsi de suite jusqu'à la syncope ou jusqu'au spasme musculaire. Un exemple fera bien comprendre ce que nous avançons. — Si une personne gravissant une colline est vite épuisée, l'effort est à la vérité la cause occasionnelle de la fatigue, mais la cause première doit être recherchée dans le peu d'énergie des muscles en comparaison avec le poids du corps. Cette disproportion existe à tout moment quoique la personne ne gravisse pas des collines. Par l'exercice, elle sera en partie surmontée et ce n'est qu'après des efforts excessifs et répété, sans repos suffisant que la fatigue surviendra plus vite encore que la première fois.

Tel est justement le rapport de H à l'asthénopie. Après chaque effort excessif un plus long repos devient nécessaire ; mais le manque total d'exercice fait qu'au premier effort les phénomènes surviennent encore plus rapidement. L'analogie est parfaite. De tout cela résulte, qu'il n'est point nécessaire pour comprendre ce point de la pathogénie de recourir à des changements de la rétine et de la choroïde. à des changements dans la pression des fluides, dans la circulation ; — il est inutile d'invoquer l'hypéresthésie de l'œil avec douleur augmentant par l'effort, le trachoma et les corps étrangers dans le sac de la conjonctive, changements et productions qui n'ont jamais été constatés par aucune observation exacte. La rétine, dans cette anomalie de réfraction semble plutôt avoir échappé au danger, dans des cas même où l'amblyopie paraissait imminente. — La douleur dans l'œil parfois excessive, que les malades ressentent, très-rarement (un sur mille), dans la vision rapprochée, tient évidemment à la contraction des muscles de l'accommodation. M. Böhm avait reconnu dans la symptomatologie de cette affection, qu'elle ne pouvait pas avoir son siège ailleurs que dans le système musculaire (1). Ce sont, avait-il parfaitement bien compris, les nerfs du mouvement et non du sentiment qui tiennent la fatigue dans leur phénoménalité.

*Époque de la manifestation.* — Dans la jeunesse et l'enfance où la faculté accommodatrice est assez puissante, l'asthénopie se montre rarement malgré les degrés moyens et même un peu élevés de H. Mais à mesure qu'on avance en âge $\frac{1}{A}$ diminuant, l'asthénopie s'explique d'une manière satisfaisante. Alors elle se montre graduellement, d'abord dans les conditions d'éclairage les moins favorables, à la suite d'un effort extraordinaire, d'un mal de tête, puis enfin à toute occasion et sans exception lorsqu'on s'applique à un ouvrage minutieux, même pour un temps relativement court. En règle générale les phénomènes de l'asthénopie apparaissent en même temps que Hm. Il résulte des

(1) Le lecteur qui voudra se rendre compte et juger par comparaison, de ce que M. Donders entend par fatigue du système musculaire d'accommodation pourra lire avec fruit les quatre p. (de 659 à 662), du t. 2 du *Traité des maladies des yeux*, par L. Wecker.

statistiques de l'école d'Utrecht que l'asthénopie se montre généralement d'autant plus tôt que le degré de Ht est plus élevé. M. Donders a pu même établir cette règle : que l'âge où commence l'asthénopie est à peu près égal au dénominateur de la fraction $\frac{1}{H}$ qui exprime le degré de H : ainsi avec $H = \frac{1}{10}$ nous pouvons attendre le commencement de l'asthénopie à l'âge de dix ans ; — avec $H = \frac{1}{25}$ après l'âge de vingt-cinq ans ; avec $H = \frac{1}{40}$, à quarante ans ; au delà de cet âge l'asthénopie coïncide presque avec la presbytie et les phénomènes sont moins caractéristiques.

*Diagnostic de l'asthénopie.* — La presbytie, la parésis ou le spasme de l'accommodation, l'asthénopie musculaire (ou insuffisance musculaire) peuvent simuler les mêmes phénomènes que l'asthénopie accommodatrice ou par H.

Dans la presbyopie, s'il n'y a pas de H, le malade se plaint non de *fatigue* mais de voir d'une façon insuffisante les objets rapprochés. Et la cause est évidente ; car dans l'asthénopie par H non-seulement à une distance de 6″, 8″ et 10″, mais également à celle de 12″, 16″, 20″ et même à $\infty$ la vision ne devient nette qu'avec un effort spécial du pouvoir accommodatif. Au contraire, dans l'œil normal (emmétrope) au commencement de la presbytie la vision à 8″ est absolument impossible ; mais à 12″ ou au moins à 16″ elle a lieu sans effort spécial, et à une distance plus grande le plus faible verre positif a même une influence nuisible. L'asthénope par H n'a que peu ou pas d'avantage à éloigner l'objet de quelques pouces ; le presbyte au contraire s'exempte par ce moyen de tout effort extraordinaire. Le premier est obligé de cesser de travailler ; le second continue à travailler sans fatigue, pourvu que l'angle visuel à la distance de 18″ ne soit pas trop petit. Au commencement de l'effort, le presbyte ne voit distinctement qu'à une distance assez grande, et, pour que la vision soit *possible* à une distance *moindre* il a évidemment besoin des verres. Au contraire l'asthénope par H peut d'abord distinguer parfaitement les objets rapprochés, mais après un certain temps il se fatigue.

Une simple parésis de l'accommodation, primitive ou suite des maladies débilitantes peut donner lieu à des phénomènes d'asthénopie ; mais si on paralyse l'accommodation par l'atropine, l'asthénope par H est en impossibilité de voir à distancé, tandis que dans une simple parésis sur un œil normal, la vision à distance a lieu. Dans les cas d'affaiblissement prématuré de l'accommodation ou de parésis, on est en présence d'une anomalie de la réfraction dynamique ou de l'accommodation et non plus de la réfraction statique. Nous traiterons du spasme de l'accommodation au diagnostic de H, à propos d'astigmatisme.

L'insuffisance des muscles (droits internes) décrite par M. de Graëfe sous le nom d'*asthénopie musculaire* pourrait être dans certains cas confondue avec l'asthénopie accommodative. Mais dans celle-ci (l'asthénopie par H) la douleur est sous-orbitaire ou frontale, tandis que dans l'insuffisance musculaire il y a une douleur sourde que les malades localisent dans les yeux mêmes. Une espèce de tension que les malades accusent dans telle ou telle région de l'orbite (d'après le muscle affecté d'insuffisance) est un signe d'une assez grande importance. Après avoir travaillé pendant un certain temps les malades éprouvent une sensation de fatigue, de tiraillement vers l'angle interne et de temps à autre passent instinctivement la main sur cette région. Lorsque la tension dont nous parlons a duré un certain temps, les sujets ne voient plus comme dans l'asthénopie accommodatrice, les caractères pâlir et s'effacer de manière à rendre la lecture impossible, mais ils constatent que les lettres, tout en restant distinctes individuellement, se dissocient, que les lignes s'écartent et finissent par paraître doubles. Au moment où elles éprouvent ces phénomènes, les personnes intelligentes sentent très-bien qu'un des yeux se dévie et qu'il est besoin d'un effort nouveau pour faire cesser la diplopie en ramenant cet œil en fixation. Presque toujours les malades ajoutent qu'ils préviennent ces embarras en prenant la précaution de cacher avec la main, un des yeux pendant le travail et surtout après un certain temps d'application. Une fois l'attention éveillée sur ce point par les déclarations du sujet, on procédera à l'examen minutieux des yeux. Un des moyens les plus simples pour apprécier la position respective des yeux après une interruption de la vision binoculaire, consiste à placer devant un de ces organes une plaque de verre dépoli, à travers laquelle l'observateur peut contrôler très-exactement le déplacement de l'œil ainsi exclu de la fixation. Le malade fixe, avant tout, la pointe d'une plume, par exemple, tenue à 6″ ou 8″ en face du nez. Dans ces cas la fixation nécessitant une tension excessive des muscles droits internes (yeux myopes), l'œil exclu se dévie d'une certaine quantité en dehors, pour reprendre ordinairement sa position dès que, en écartant le verre dépoli, on permet à la vision binoculaire de se rétablir ; si, au contraire, il y a insuffisance des droits externes (yeux hypermétropes) l'œil placé sous le verre dépoli se dévie d'une certaine quantité en dedans, pour reprendre sa position, par un mouvement d'abduction lorsqu'on écarte le verre.

Quelquefois ce moyen fort simple peut échouer ; on a alors recours aux images doubles. M. de Graëfe qui, le premier s'est servi de ce mode d'exploration procède de la manière suivante ; il place devant le malade, à la distance à laquelle il lit habituellement, un gros point noir dessiné sur le trajet d'une ligne verticale déliée, puis on couvre l'un des yeux d'un prisme d'environ 12 ou 15° dont l'arête est tournée en haut. — Dans les cas normaux la vision binoculaire ainsi obtenue ne change en rien la tension des muscles et l'action déviatrice du prisme fait apparaître un second point et sur la même ligne ; mais lorsque le jeu des muscles n'est pas équilibré, alors le second point subit un changement latéral et n'est plus sur la même ligne.

2° Physionomie des hypermétropes. — Nous avons traité cette question assez longuement quand nous avons décrit les caractères anatomiques de l'œil hypermétrope.

Nous renvoyons le lecteur au résumé que nous avons placé à la fin de ce chapitre.

3° Moyens qui décèlent d'une manière certaine la présence de H. — Ces moyens à l'aide desquels on peut reconnaître avec presque certitude l'existence de H sont : *a* le trou d'épingle ; *b* les verres convexes ; *c* la paralysie de l'accommodation ; *d* l'examen ophthalmoscopique.

Si un malade placé devant l'échelle typographique ne lit que les gros caractères, et si sa vue est améliorée par le trou d'épingle, on peut être presque certain qu'il est hypermétrope.

H est parfaitement caractérisée, lorsque avec des verres

positifs la vision des objets éloignés est nette. Les hypermétropes après l'âge de 50 ans se trouvent bien des verres convexes, car, comme nous l'avons vu, H à cet âge commence à se manifester. Les personnes qui, avec des verres convexes voient aussi bien qu'avec leurs yeux, sont encore hypermétropes. En général, si le sujet a moins de 25 ans, cette épreuve sera sans résultat ; H est souvent surmontée. — Il y a des cas dans lesquels non seulement les verres positifs ne soulagent pas le malade dans la vision de loin, mais quelquefois des verres négatifs faibles de $\frac{1}{40}$ ou $\frac{1}{80}$ paraissent l'améliorer ou du moins ne pas la troubler. Dans ces circonstances des hommes éminents, au commencement de leurs études sur cette anomalie de réfraction, ont conclu sinon à la présence de la myopie du moins à l'absence de H. On sait aujourd'hui que les hypermétropes doués d'un bon pouvoir d'accommodation, perdent très-peu avec des verres négatifs et de toute manière beaucoup moins que les myopes ne gagnent avec ces mêmes verres. L'habitude acquise est tellement grande, qu'elle peut monter au ton du spasme musculaire. Si des phénomènes d'un autre genre nous autorisent à soupçonner l'existence de H, mais ne la démontrent pas pleinement, il faut avoir recours à un mydriatique.

Avec une solution de sulfate d'atropine ($\frac{1}{120}$) qui paralyse le pouvoir accommodateur, H en tant qu'elle existe devient entièrement manifeste. Les verres positifs en raison de l'augmentation rapide des cercles de diffusion, ne seront pas volontiers choisis a moins qu'il n'existe réellement de H.

Dans le regard passif (examen ophthalmoscopique), le pouvoir accommodateur se relâche assez souvent plus que dans la fixation, même avec des lignes visuelles parallèles ; les vaisseaux se meuvent dans le même sens que l'observateur (image droite).

Il est cependant bien des cas où on ne peut pas faire usage de l'atropine, il faut alors recourir à quelque autre méthode d'exploration. — Voici une méthode à laquelle en semblable circonstance, on peut avoir recours : H étant un déficit de la réfraction statique, l'hypermétrope emploie une portion de l'accommodation pour combler ce déficit. Pour passer de la vision parallèle à une distance rapprochée, il commence donc la convergence progressive avec ce déficit sur sa réfraction dynamique. Chez toutes les personnes de même âge dans des conditions normales, de santé, le pouvoir accommodatif est à peu près égal quand on arrive du côté du *p* ; au contraire chez les hypermétropes le déficit de la réfraction se fera sentir et le *p*² absolu est plus éloigné de l'œil que chez les emmétropes. On peut donc mesurer H par le déficit éprouvé par l'accommodation du côté du *p*. Deux procédés peuvent être employés pour cette recherche.

1° Après avoir mesuré son acuité au trou d'épingle, on le met devant l'échelle progressive, le faisant avancer lentement de pied en pied vers l'échelle et fixant un caractère plus petit jusqu'à ce qu'il accuse un commencement de *fatigue*. On prendra cette distance pour *p* et par ce moyen, on calculera la quantité de réfraction qui lui sera nécessaire pour lire à un pied, le caractère en rapport avec son acuité.

2° Pourtant, il est plus simple et plus pratique et en même temps suffisamment exact de rechercher directement la distance du *p*. On mesure la distance du *p* au moyen de l'optomètre de M. de Graëfe ou du n° 1 des échelles des caractères progressifs. Connaissant la distance du *p* on la compare à celle donnée par le tableau présentant l'éloignement graduel du *p* (Donders) pour le même âge. Si le *p* est à une distance plus grande que le *p* normal ne l'indique, il y a donc relativement à l'âge déficit de la réfraction dynamique. Or, s'il n'y a pas de maladie générale débilitante, de fièvre grave antérieure à accuser, la grande probabilité est que le déficit de réfraction signalé, n'est à rapporter qu'à H.

Le sujet étant presbyte pourra induire quelques personnes en erreur. Elle pourront prendre une presbytie pour une H; mais le presbyte arrivé à son *p* ne nous induit pas en erreur; il reconnaît aisément, et à très-peu près le lieu où se trouve ce *p*, et comme il n'a plus d'accommodation à mettre en jeu, il ne reçoit ni ne donne des renseignements trompeurs. L'hypermétrope n'est pas dans ce cas; arrivé à son *p* il sait trouver encore des efforts à mettre en action et il devient parfaitement difficile d'obtenir une réponse exacte. C'est donc *moins la netteté de la vision* qu'il faut interroger chez lui que la *fatigue* qu'il éprouve tôt ou tard à lire à une distance inférieure à son véritable *p*.

Des strabismes. — Deux conséquences d'une grande importance se rattachent à cette anomalie de la réfraction statique : l'asthénopie que nous avons signalée à propos de la symptomatologie et les strabismes que nous allons décrire.

*Strabisme apparent divergent de l'*H. — La question du

strabisme apparent divergent ou le développement du strabisme convergent vrai et *vice-versa*, joue un rôle des plus grands, dans cette anomalie de la réfraction.

Nous avons, à propos des caractères anatomiques, traité assez longuement la question de la cornée pour ne revenir ici que sur l'un des plus importants, qui va nous donner l'explication du développement des strabismes dans H. Ce caractère tient à la situation de l'axe de la cornée. La cornée y est coupée en dedans de son propre axe, par l'axe visuel ; cette déviation angulaire mesure en moyenne 7°. Or, chez l'emmétrope, cet angle dans le même sens n'atteint que 5° et chez le myope est moindre encore et quelquefois même disposé en sens inverse.

Ces dispositions différentes qui sont constantes ne sont pas à négliger. Or, comme nous avons l'habitude de juger du regard d'une personne par la direction apparente des axes de ses cornées, l'hypermétrope, quand il dirige son attention à l'horizon, c'est-à-dire dans le parallélisme des axes optiques, devra présenter l'apparence du strabisme divergent. L'emmétrope agira de même, quoique à un degré moindre. Le myope, au contraire, dans les mêmes circonstances, pourra offrir l'aspect d'un strabisme convergent. Il y a bien peu de temps qu'on se demandait à quoi devaient être attribuées ces déviations de la cornée sur l'axe optique, en dehors chez l'hypermétrope, en dedans chez le myope. La position en dehors de l'axe de la cornée chez l'hypermétrope, dépend certainement de la position en dehors de la tache jaune. Selon toute apparence H est le produit d'un arrêt de développement de la partie externe de l'œil. La tache jaune est relativement plus en dehors que dans l'œil emmétrope. Chez le myope l'anomalie se produit en sens inverse. Le développement extraordinaire, la distension des parties extérieures et surtout la rétropulsion des membranes profondes amincies rapprochent la tache jaune de l'axe de la cornée et quelquefois même la lui font dépasser.

*Strabisme convergent périodique de* H. — Souvent l'état du strabisme apparent divergent fait place chez l'hypermétrope au strabisme convergent réel avec exclusion de la vision associée. Sur cent personnes atteintes de strabisme convergent, il y en a approximativement quatre-vingt-cinq hypermétropes. On reconnaît la manifestation de ce strabisme, quand il existe, au moment où le sujet fixe son attention, même à distance. Sans entrer dans des détails très-importants mais qui n'ont pas leur place ici, nous ne pouvons cependant laisser passer une question d'une très-grande valeur.

*Pourquoi tout hypermétrope n'est pas affecté de strabisme convergent?* On sait qu'un des plus grands mérites de M. Donders est d'avoir démontré que le développement du strabisme est sous la dépendance de la réfraction et par suite de la conformation des yeux.

L'hypermétrope qui a l'œil court et très-mobile est prédisposé au strabisme, parce que l'état de sa réfraction nécessite des efforts d'accommodation continus, d'autant plus faciles que les yeux convergent davantage.

« La grandeur de l'angle $\alpha$ propre à H n'est généralement pas indifférente à la relation qui existe entre H et le strabisme. » (Donders) Nous ne saurions pas admettre l'exactitude de cette proposition ; car il est avéré que, parmi les hypermétropes, les plus exposés au strabisme ne sont pas ceux qui présentent les plus hauts degrés de cette anomalie de réfraction; mais bien ceux chez lesquels elle existe à un degré moyen (de $\frac{1}{16}$ à $\frac{1}{30}$); ceux-ci doués d'une grande $\frac{1}{A}$ neutralisent par une tension accommodatrice continue, leur état de réfraction, de manière à rendre latente une partie ou la totalité de leur H. On sait qu'à la tension accommodatrice s'associe intimement une certaine convergence, et qu'ainsi un effort continu de l'accommodation devient d'autant plus facile que les yeux convergent davantage. Cela revient à dire que plus il faudra tendre l'accommodation pour voir distinctement et plus la convergence des yeux sera sollicitée. Il semble naturel d'en conclure que les yeux les plus courts, c'est-à-dire les plus hypermétropes impliquent la nécessité des efforts d'accommodation, et, par suite, de convergence les plus énergiques. Et cependant on sait que les hauts degrés de H ne sont pas ceux qui prédisposent aux strabismes.

D'où provient cette apparente contradiction ?

Elle résulte de ce que chez les personnes à ce point hypermétropes, les efforts accommodateurs les plus énergiques sont impuissants (si $\frac{1}{A}$ n'est pas très-étendue), à procurer une vision nette. Par suite le sujet renonce instinctivement à faire converger fortement ses yeux, sentant bien qu'il n'y trouverait pas un secours suffisant pour voir avec netteté. Si donc, des personnes atteintes d'un degre moyen de H sont mises dans l'impossibilité de rendre leur vision distincte par une tension extrême de l' accommodation associée à une convergence énergique, elles cessent d'être prédisposées au strabisme.

Voici pourquoi la prédisposition au strabisme chez les

hypermétropes, diminue avec les progrès de l'âge, c'est parce que l' $\frac{1}{A}$ subit une réduction progressive. C'est encore pour la même raison que les personnes atteintes d'un strabisme convergent, cessent de loucher à mesure que la réduction sénile de leur $\frac{1}{A}$ se produit. Mais si des personnes se trouvent dans des conditions telles qu'avec un très-grand effort accommodateur et une convergence considérable, elles puissent encore voir distinctement, il est évident que leur état est très-propre à solliciter, de leur part, un *excès de convergence* c'est-à-dire à provoquer un strabisme interne, c'est ce qui arrive dans des cas de H modérée, où cette anomalie de réfraction peut être neutralisée par une forte tension accommodatrice. C'est encore ce qu'on observe chez des sujets atteints d'un degré moyen ou même faible de H lorsque $\frac{1}{A}$ est diminuée; car alors le *p* étant reculé, ces personnes ont besoin, pour s'adapter à une distance déterminée d'une fraction plus grande de leur $\frac{1}{A}$ réduite, et par suite d'un effort accommodateur plus énergique et d'une convergence plus prononcée.

Dans un travail excessivement intéressant, M. Giraud-Teulon (Voy. Leçons sur le strabisme, § 25 et 26), a le premier appelé l'attention sur l'insuffisance des muscles droits externes et sur l'analogie que cet état présente chez les hypermétropes, avec l'insuffisance des droits internes chez les myopes. En effet, dit l'auteur, dans l'état normal les regards étant dirigés vers l'horizon, et les axes optiques en parallélisme, si on place devant un des yeux un prisme à sommet externe, d'un petit nombre de degrés, pour produire des images doubles homonymes, aucun effort ne saura fusionner. Mais si au contraire, on place le prisme avec le sommet en dedans, les images croisées ainsi produites sont instantanément fusionnées, même en augmentant considérablement l'angle du prisme. Ces expériences prouvent que même dans l'état normal le pouvoir abducteur est toujours en disproportion avec le pouvoir adducteur ; les muscles droits externes ont moins de résistance que les muscles droits internes. Par conséquent les droits externes sont insuffisants chez les hypermétropes comme les droits internes le sont chez les myopes! En un mot si le strabisme divergent périodique de M. de Graëfe, et qu'on rencontre plutôt lié à la myopie, est manifestement dû à l'insuffisance des droits internes sans qu'on puisse dire que cette insuffisance résulte de la myopie (1), de même dans certain cas de H et plutôt conjointement avec cette affection qu'avec un œil normal on rencontrera *l'insuffisance des droits externes.*

Les faits de cette nature sont fréquents sans être constants ; il est à désirer qu'on poursuive l'idée de l'insuffisance des droits externes dans l'étiologie du strabisme hypermétrope.

De tout ce que nous avons dit plus haut à propos du mécanisme du strabisme convergent, nous pouvons conclure que toute cause (même légère) qui affaiblit la force de résistance des droits internes (insuffisants d'ailleurs chez l'hypermétrope), et tout ce qui peut réduire d'un degré moyen ou faible $\frac{1}{A}$ (parésis du muscle ciliaire) porte les sujets à s'aider d'une convergence excessive pour aug-

(1) Voy. le remarquable travail de M. Giraud-Teulon. Du mécanisme de la production et du développement, du staphylôme postérieur et de ses rapports avec l'insuffisance des muscles droits internes. *Annales d'oculistique,* t. 56, novembre 1866.

menter l'effort accommodateur. Sous l'influence combinée de l'effort accommodateur et de l'effort de convergence ils interrompent la vision binoculaire et louchent en dedans. L'insuffisance est la cause prédisposante ; l'état parétique ou autre est la cause occasionnelle.

## DIAGNOSTIC.

Nous avons insisté assez longuement sur les symptômes de H pour ne plus revenir ici que sur les plus importants.

Avant de mesurer l'acuité de la vision d'un sujet affecté de cette anomalie de réfraction, l'apparence extérieure nous fera souvent soupçonner la présence de H.

En effet, l'aplatissement de la face antérieure de la sclérotique, la forte courbure de ses méridiens dans la région de l'équateur, la position superficielle de l'iris, la petitesse relative de la pupille, le strabisme divergent apparent, sont autant de caractères qui donnent à l'œil un aspect tout particulier.

De plus l'orbite est moins profond, ses bords sont plus effacés ; les pommettes sont aplaties parce que la partie antérieure de la face se continue rapidement avec les parties latérales, les paupières sont aplaties et larges ; les yeux écartés l'un de l'autre. Souvent le nez est peu proéminent et sa partie supérieure si peu marquée qu'elle peut à peine fournir un support aux lunettes ordinaires.

Le contraste de la physionomie est beaucoup plus frappant quand il y a une forte différence entre la réfraction des deux yeux et surtout quand un œil est très-fortement hypermétrope et que l'autre l'est très-peu, ou ne l'est pas.

Dans ce cas l'œil hypermétrope est éloigné de la racine du nez; celle-ci est déprimée ainsi que tout le côté de la face correspondant. Il semble que les os de ce côté de la face sont moins développés; ainsi l'orbite est moins profond, l'œil correspondant est plus petit, l'axe de la vision plus court.

Si chez un sujet qui se présente comme malade nous trouvons la physionomie décrite, nous pouvons avec grande probabilité conclure à l'existence de H presque sans exception, en lui adressant la question : « Pouvez-vous travailler longtemps? » Nous obtenons une réponse négative. Cette fatigue, phénomène ordinaire de certains degrés de H, a été étudiée avec tous les détails, en faisant la description de l'asthénopie. Quant aux moyens propres à reconnaître l'existence de H, nous les avons exposés *in extenso* en faisant la symptomatologie. (Voy. 3° moyens qui décèlent d'une manière, etc.)

Il nous reste, dans ce cas, à déterminer le degré de H au moyen des verres convexes. Mais cette analyse exacte des différentes formes de H fera l'objet du traitement.

Voyons les maladies qui peuvent simuler H.

Certaines formes d'amblyopies, les ulcérations de la cornée vis-à-vis du champ pupillaire, la myopie même et l'astigmatisme peuvent simuler, dans certaines circonstances, H.

Il ne faut pas toujours conclure à l'existence de H quand le malade regardant avec les verres positifs aura donné une réponse en apparence satisfaisante. La rétine d'un sujet amblyope est comme un canevas très-grossier sur lequel de petits objets, quoique bien dessinés, ne sont pas aussi bien distingués que des objets plus grands dont les contours ne sont pas nettement définis. Or, pour ce malade, la reconnaissance des objets dépend moins de la netteté des images rétiniennes que de leur grandeur.

Voilà pourquoi les amblyopes n'étant pas même hypermétropes, se déclarent soulagés par des verres convexes qui n'ont eu, en somme, d'autre effet que d'agrandir sensiblement les images. Mais l'amélioration de la vue par le trou d'épingle et par les verres positifs après la mydriase feront découvrir l'existence de H classique. Enfin, s'il existe quelque doute, l'examen ophthalmoscopique nous fait rarement défaut. En général, dans ces cas, il faut observer la grandeur de la pupille.

Quelques exemples très-rares de pupilles extraordinairement petites, liées à un certain degré d'amblyopie, ont conduit l'observateur à conclure à l'existence d'un degré élevé de H, en raison de l'amélioration de la vision à distance causée par des verres positifs très-forts. Les maladies de la cornée peuvent, dans certains cas très-rares, nous induire en erreur. En effet, des ulcérations vis-à-vis du champ pupillaire font disparaître la myopie ou produisent H ; mais cette altération disparaît avec la guérison de l'ulcère et souvent même sous l'influence de la dilatation de la pupille. Les observateurs ont été longtemps induits en erreur par une circonstance particulière. Souvent H absolue et les hauts degrés de H relative sont accompagnés d'une amblyopie qui peut en imposer pour la myopie. Ainsi les malades clignent quelquefois et surtout approchent de leurs yeux les petits objets à la manière des myopes. (Mais les hypermétropes voient comparativement aussi bien, c'est à-dire sous des angles égaux, les objets distants que les objets rapprochés, et de plus avec les verres positifs ils peuvent lire les mêmes caractères à une distance plus grande que sans verre.) Ces malades, en effet, voient mieux les petits objets de tout près que de quelque distance. C'est là une proposition qui semble paradoxale.

M. de Graëfe a donné de ce fait une raison très-plausible. Il a calculé que, dans ces circonstances, la grandeur des images grandissait beaucoup plus rapidement que la grandeur des cercles de diffusion (surtout quand la convergence est de la partie en resserant la pupille). Or la grandeur des images, est plus recherchée que leur netteté, par les amblyopes.

Nous pouvons nous expliquer ce phénomène en nous rendant fortement hypermétropes avec des verres négatifs.

En plaçant des caractères à diverses distances de l'œil, nous distinguerons beaucoup plus facilement ceux qui sont très-rapprochés que ceux qui sont à un pied. — Mais nous trouvons que pour reconnaître les objets nous sommes bien inférieurs aux hypermétropes affectés d'un degré correspondant au nôtre. Plusieurs causes concourent à ce résultat. Dans ce cas, l'hypermétrope accommode aussi fortement que possible et il réussit admirablement en convergeant vers un point très-rapproché ; sa pupille se rétrécit, ses paupières se rapprochent, il diminue davantage l'effet des cercles de diffusion et amène probablement l'une des images de l'enchevêtrement polyopique à ressortir plus fortement que les autres.

Dans quelques cas, l'astigmatisme régulier vient aussi jouer un certain rôle. Le sujet a appris par la pratique à déduire d'images rétiniennes imparfaites la vraie forme des objets.

Souvent des H absolues avec un spasme considérable du muscle ciliaire ont été prises pour des astigmates. M. Donders considère l'astigmatisme comme fixe et inaltérable, et cela doit être puisque cette anomalie est liée à un état asymétrique de la réfraction statique. Cependant après la remarque judicieuse de M. Giraud Teulon et après ce que nous avons vu dans sa clinique, nous ne pouvons pas laisser inaperçus un certain nombre de cas où le spasme accommodatif donne lieu à des astigmatismes intermittents. Dans quelques cas le spasme accommodatif a duré, sans la moindre intermission, plus de quatre mois, malgré les instillations fréquentes d'atropine.

Les sujets se trouvent bien pendant ce laps de temps des verres qui corrigent leur soi-disant astigmatisme ; mais à un moment donné ils se trouvent fatigués, et les verres astigmatiques ne satisfont plus leur besoin.

Enfin, pour terminer avec le diagnostic de H, nous ajoutons deux conseils pratiques : 1° examiner systématiquement l'état de la réfraction pour chaque œil ; 2° avoir soin que les verres ne soient pas ternes, car quoique ces verres corrigent H, ils seront rejetés par le malade. A celui qui agit ainsi, aucun cas de H n'échappera facilement.

Quelquefois nous obtenons des réponses contradictoires ; alors, si, après avoir placé les verres positifs dans la lunette d'essai, on place devant ces verres positifs des verres négatifs d'une égale distance focale, le malade doit voir aussi bien que sans verres. Cette méthode sera suivie surtout quand nous suspecterons la bonne foi du malade.

CAUSES.

Un grand nombre de circonstances peuvent exceptionnellement donner naissance à cette anomalie de la réfraction. L'absence du cristallin quelle qu'en soit la cause, — état important auquel nous allons consacrer un chapitre spécial ; les maladies de la cornée accompagnées d'aplatissement de toute la cornée ou seulement de sa portion centrale. Ainsi avec une ulcération de la partie centrale de la cornée, accompagnée de ramollissement on peut observer un haut degré de H, qui après la mydriase, fait place à l'emmétropie ou même à la myopie combinée avec un astigmatisme régulier.

Dans le glaucome commençant, l'œil paraît incliner vers H. Dans ce cas, l'anomalie de réfraction simulée peut dépendre soit d'un aplatissement du cristallin par la zone de Zinn, soit d'un indice de réfraction plus élevé de l'humeur aqueuse ou spécialement de l'humeur vitrée. La cornée, d'après les mesures faites, ne s'aplatit pas, quoique on puisse le supposer d'après l'accroissement de pression qui semble devoir rendre tout le globe de l'œil plus sphérique (Donders).

Le refoulement de la rétine par une exsudation de la choroïde peut donner naissance à un haut degré de H (optique) ; celle-ci est suivie bientôt de cécité.

Mais la cause réelle de H classique dépend de l'amoindrissement des dimensions de l'œil et spécialement de l'axe visuel ; l'œil hypermétrope est très-généralement un *œil imparfaitement développé*. Nous avons dit, à propos des caractères anatomiques, en quoi consiste cet arrêt de développement, nous n'y reviendrons plus. — L'hypermétropie est très-généralement héréditaire, et alors probablement aussi congénitale. Il est rare que dans la famille d'un hypermétrope on ne trouve d'autres hypermétropes, ou du moins des individus affectés de strabisme convergent périodique s'ils sont jeunes, concomitant s'ils sont plus ou moins âgés. Cette anomalie de réfraction augmente un peu à partir de la cinquième année, époque à laquelle l'œil originairement emmétrope commence à devenir hypermétrope. — On pourrait croire que H est une affection rare; eh bien! on peut affirmer que tout le monde est hypermétrope, sauf de rares exceptions; seulement H étant légère, le pouvoir de l'accommodation suffit pour suppléer à ce vice de la réfraction statique.

Les femmes sont beaucoup plus sujettes que les hommes à ce vice de réfraction. On sait d'ailleurs que les femmes ont plus souvent besoin que les hommes d'une vision exacte et prolongée; dans certaines classes de la société, tandis que le mari n'a presque aucun besoin d'un effort d'accommodation, la femme, outre les soins du ménage, doit s'occuper le soir, éclairée par une mauvaise lumière, de coudre et de repriser. Voilà, je crois, la raison pour laquelle les femmes se plaignent plus souvent que les hommes.

### TRAITEMENT.

Nous allons nous occuper surtout, dans ce chapitre, du traitement de H considéré au point de vue de l'asthénopie.

L'asthénopie étant considérée comme le résultat d'un affaiblissement dans le pouvoir accommodatif, le traitement qui consistait à prescrire le repos de l'accommodation a été toujours appelé *rationnel*. Tyrell, pénétré de cette opinion, avait imaginé un système de traitement qui consistait dans le repos de l'accommodation. Il permettait tout au plus de regarder les objets éloignés ; et lorsque la personne avait besoin de regarder des objets rapprochés, il recommandait, dans le même but, l'usage des verres convexes, quoique en raison de l'effort d'accommodation dont s'accompagne la convergence, ce dernièr procédé dût être forcément moins avantageux. Voilà le traitement de la première période ; on espérait que le repos devait guérir les organes de l'accommodation de leur maladie.

Vient ensuite la seconde période du traitement. En se fondant toujours sur des bases rationnelles, on a conseillé l'exercice. — On donnait, dans cette seconde période, des verres de plus en plus faibles, et l'on permettait les ouvrages délicats pour un temps de plus en plus long, avec la recommandation expresse de les suspendre à la moindre fatigue. Avec ce système de traitement appelé toujours rationnel, on espérait surmonter l'asthénopie d'une manière permanente. Un bon nombre, et ils étaient de bonne foi, affirmaient avoir atteint ce but. Nous sommes convaincu qu'avec ce système de traitement, les malades devraient être affectés des mêmes symptômes qu'auparavant.

Est-ce que les pauvres malheureux n'avaient pas la recommandation expresse de se ménager? Oui. Se servaient-ils constamment de leurs lunettes? Pas du tout. Les verres conseillés n'étaient-ils pas toujours insuffisants? Et enfin la plupart, fatigués d'un traitement aussi long, ne représentaient-ils pas leur état trop favorablement, et ne restaient-ils pas simplement chez eux lorsque le mal empirait?

Böhm et Ruete supposant une hypéresthésie de la rétine,

ont recommandé les verres convexes bleus (toujours insuffisants). Les malades se trouvaient un peu mieux. Eh oui, sans doute, car d'ordinaire les verres employés étaient très-faibles ; or, en raison de la grande réfrangibilité des rayons (verres convexes bleus) et en l'absence même de toute hypéresthésie de la rétine, leur emploi pouvait présenter quelque avantage.

Quant aux verres fumés de Londres que Fronmüller recommandait, on peut dire que ces verres, diminuant la quantité de la lumière ne devaient pas profiter à beaucoup d'asthénopes.

Parmi les ophthalmologistes de l'époque, il y en avait qui n'étaient pas satisfaits de leurs résultats.

« Dans beaucoup de cas, dit Mackensie traitant du pronostic de l'asthénopie, notre devoir est de déclarer la maladie incurable. Si le malade est un jeune homme engagé comme apprenti dans une profession sédentaire, et si la maladie, d'après sa durée et son mode d'origine, ne paraît pas devoir céder au traitement, nous devons lui conseiller de se faire boutiquier, cultivateur ou marin.

« Si c'est une femme constamment occupée à coudre, nous devons l'engager à s'occuper des affaires du ménage ou de quelque autre emploi actif et salutaire.

« Plus d'un pauvre jeune homme a reçu de moi l'avis de quitter son métier sédentaire et de se faire charretier. A d'autres, qui étaient dans les meilleures conditions et d'un âge moins avancé, j'ai conseillé l'émigration, disant que leur vue ne leur permettait pas d'occuper un emploi où il fallait lire et écrire beaucoup, tandis qu'elle leur suffirait toujours pour mener l'existence pastorale d'un colon d'Australie. »

Pourquoi, avant de prendre une décision aussi importante pour la vie d'un homme, n'a-t-on pas cherché sans préjugé quel effet produirait l'usage constant des verres plus forts ?

Est-ce par suite du préjugé vulgaire qui s'oppose à l'usage des verres convexes forts chez les jeunes sujets? Ou bien est-ce par suite de cette vieille appréhension que l'asthénopie peut conduire à l'amblyopie, idée qui se fonde sur ce que l'usage des verres convexes suffisants nous rend moins propres encore qu'auparavant aux ouvrages délicats? (Nous savons aujourd'hui que ce phénomène est dû a un déplacement de $\frac{1}{A}$). Voilà des questions bien réellement importantes que le savant hollandais adresse aux ophthalmologistes anciens et à lui-même. Il a pourtant le bonheur de dire avec satisfaction que l'asthénopie ne sera plus désormais une gêne pour personne. La découverte de ce simple fait, que l'asthénopie dépend de la structure hypermétropique de l'œil, en indiquait le remède.

Pour en revenir au préjugé régnant sur les verres, on voit combien cette idée était et est encore malheureusement aujourd'hui profondément enracinée. Voici l'expression vivante de ce préjugé dans une observation tiré de Mackensie. Un enfant sujet à l'asthénopie en apprenant sa leçon se plaint de ne pas voir et répète si souvent sa plainte, surtout à la lumière artificielle, qu'à la fin son père ou son grand-père lui dit : « Essaye mes lunettes. » *L'enfant voit alors parfaitement ;* si bien que tous les soirs, il faut lui prêter les lunettes avant que sa tâche ne soit finie. Mackensie ajoute alors : « Il aurait été préférable de choisir des lunettes à très-long foyer qui auraient permis à l'enfant de lire ; mais il aurait encore mieux valu l'envoyer coucher et remettre la leçon au lendemain matin. » Mackensie se servait des verres trop faibles. Aussi termine-t-il par ces paroles peu satisfaisantes : « Dans quelques cas cet état d'asthénopie se reproduit si facilement que le malade ne peut jamais se livrer à aucune profession exigeant l'usage ordinaire de la vue. Ces faits sont suffisants pour montrer la nature sérieuse de l'asthénopie. C'est une infirmité plus redoutable que beaucoup d'autres désordres de l'œil qui présentent, à une observation superficielle, une plus formidable apparence. » Aujourd'hui par la découverte de H nous pouvons dire que l'asthénopie qui en est la conséquence ne sera plus désormais une gêne pour personne.

Pour faciliter l'étude du traitement, nous allons distinguer deux séries de cas : 1° ceux qui avec une amplitude normale d'accommodation sont simplement sous la dépendance de H ; 2° ceux chez lesquels la diminution de $\frac{1}{A}$ ou son manque d'énergie joue un rôle plus ou moins important.

Comme la grande majorité des cas appartient à la première catégorie, c'est-à-dire à H considérée comme cause unique d'asthénopie, nous ne dirons que peu de mots pour la diminution morbide de l'accommodation.

### CHOIX DES LUNETTES DANS L'HYPERMÉTROPIE.

1° *Hypermétropie manifeste.*— Nous avons dit plus haut que l'asthénopie accommodative se montre le plus souvent à peu près en même temps que Hm. Chez une personne qui se présente à nous avec les phénomènes de l'asthénopie accommodative, il faut déterminer Hm, c'est-à-dire examiner quel est le verre le plus convexe avec lequel la vision des objets éloignés devient distincte. Nous faisons lire le malade avec ce verre, et nous nous décidons à le lui donner, quand il peut lire avec facilité et quand le $p^2$ n'est pas plus éloigné que chez l'emmétrope du même âge. — Chez les jeunes sujets dont Hl pourrait devenir manifeste, et chez les personnes de trente ans, par exemple, qui ont subi déjà une certaine dimension de $\frac{1}{A}$, il est rare que les verres qui corrigent Hm soient suffisants. Souvent nous trouvons l'indication immédiate de donner des verres un peu plus forts comme par exemple $\frac{1}{16}$ avec Hm $= \frac{1}{20}$.

Une fois les verres choisis, on recommande au malade de ne pas travailler sans lunettes, d'interrompre toutes les demi-heures son travail pour quelques minutes, d'éviter une fatigue excessive et de revenir au bout d'une dizaine de jours pour dire au médecin comment il se trouve. En général le malade vient avec des expressions de joie et de reconnaissance. Alors on lui permet l'usage de la vue à discrétion, avec la recommandation expresse de revenir au bout de quelque temps (un ou deux ans), avant même s'il souffre, car après ce temps Hm très-probablement fait des progrès et exige des verres plus forts.

On sera sûr d'être très-près de la vérité si, avec le verre ainsi choisi (le verre qui corrige Hm plus quelques unités), le sujet lit sans fatigue à une distance *un peu plus grande* que l'emmétrope. M. Donders a effectivement démontré que, sous de fortes convergences binoculaires, l'hypermétrope accommodait un peu moins que l'emmétrope. Cette manière de voir nous apprendra bientôt si les verres choisis sont trop faibles ou trop forts. Si les phénomènes d'asthénopie accommodative n'ont pas complétement disparu, les verres sont trop faibles; les verres sont au contraire trop forts, si le malade est obligé d'approcher l'ouvrage trop près de ses yeux, et il tombe alors de l'asthénopie accommodative dans l'asthénopie musculaire (douleur dans l'angle interne de l'orbite, miroitement, déviation de l'un des yeux sous la main qui le couvre).

Quelquefois les malades ne sont pas satisfaits, alors même qu'on a simplement neutralisé Hm. Dans ces cas, nous devons commencer avec des verres plus faibles et augmenter leur force quand l'excès de puissance d'accommodation aura diminué.

Il peut arriver pourtant que Hm ne se montre pas même après une certaine fatigue, que les verres convenablement choisis ne réussissent pas, qu'enfin nous n'ayons l'occasion de voir le malade qu'une seule fois. Dans ces circonstances et dans l'intérêt de la personne, il faut pour déterminer H recourir à un mydriatique. L'usage du mydriatique est parfaitement justifiable pour connaître Ht. Or Ht égale la somme de Hl et de Hm.

Faut-il neutraliser d'emblée par des verres positifs Ht? On croyait dans l'origine qu'en déterminant le degré de Ht on pouvait la neutraliser d'emblée au moyen des verres positifs. C'est une erreur; l'œil hypermétrope neutralisé ne peut pas être assimilé à l'œil emmétrope; il existe chez l'hypermétrope un précédent établi, une habitude acquise, et H reste en partie latente.

Quand on a neutralisé d'emblée tout le déficit de la réfraction, l'hypermétrope emploie encore pour la vision de loin, la même dose de son énergie accommodatrice. Il est aussi difficile parfois de relâcher une accommodation en excès que de suppléer à une accommodation en défaut. Aussi le sujet auquel on donne le verre correcteur d'emblée, dit, ou qu'il ne voit pas nettement, ou que le verre le fatigue.

Pour la vision de près, le même inconvénient subsiste ; à mesure qu'il fait converger les axes optiques, l'hypermétrope emploie la même dose de cette accommodation qui lui est habituelle pour ce degré de convergence ; en y ajoutant l'action du verre qui neutralise son déficit total, il a donc encore pour chaque distance une réfraction trop élevée. Il est alors obligé de rapprocher l'objet jusqu'au point où son accommodation fera défaut ; mais le voilà en danger de rencontrer l'asthénopie musculaire par suite d'un trop grand rapprochement des objets et de la tension oculaire que la convergence amène infailliblement à sa suite.

Eh bien ! dans ces cas, comme presque toujours, il faut consulter l'expérience ; elle nous indique que le verre le plus convenable s'obtient en ajoutant au chiffre qui mesure Hm le quart de celui qui mesure Hl.

2° *Hypermétropie latente.* — Il peut arriver que l'asthénopie ordinaire seule nous conduise à soupçonner l'existence de H. Si l'on ne peut pas, pour une raison ou une autre, employer l'atropine, alors on traitera le malade comme un presbyope, en se basant sur la donnée de la fatigue ou sur la détermination du *p*.

Il arrive quelquefois qu'il y ait du spasme, une tension accommodative persistante qui demeure fixe à 12 ou 14 pouces et ne se relâche pas, par des verres positifs. Dans ce cas, il faudra continuer l'usage de l'atropine jusqu'à la cessation de l'état convulsif.

Après un temps plus ou moins long le spasme de l'accommodation ou sa tension habituelle cesse à peu près complétement, Hl devient de plus en plus manifeste ; on suit ce mouvement en augmentant la force du verre. Une fois que Hl a presque entièrement fait place à Hm, que le parcours de l'accommodation a repris sa position normale et qu'il n'y a plus de risque de voir se reproduire l'asthénopie, le même verre suffit (les sujets étant jeunes) pour la vision à distance, comme pour celle des objets rapprochés.

Faut-il pour la vision à distance conseiller l'usage des verres convexes qui neutralisent Hm ? Oui, toutes les fois que le malade éprouve pour la vision à distance des phénomènes asthénopiques. Mais comme nous ne pouvons pas faire des lunettes une partie intégrante de l'œil, comme les verres ne sont pas dans l'intérieur de l'œil, mais au devant de lui, comme on ne les a pas toujours sous la main, et comme généralement le malade les tolère mal pour la vision à distance, il faut se contenter de la vision passable sans lunettes. Il est certain que si un hypermétrope s'habituait à porter des verres correcteurs, il perdrait graduellement le pouvoir de distinguer sans lunettes. En outre, la tension nécessaire pour voir distinctement et sans lunettes les objets rapprochés ne dure chaque fois qu'un instant et ne peut certainement entraîner aucune influence fâcheuse. Telles sont les raisons qui s'opposent à ce que le malade porte constamment ses lunettes.

On pourra nous objecter que le malade employant constamment les verres convexes pour le travail de près, perd aussi en partie la faculté d'accommodation ; mais nous répondons qu'ici il y a nécessité pressante, pas de choix à faire. Ainsi toutes les fois que H est entièrement facultative et que les personnes nous disent : dans la vie ordinaire, je n'éprouve aucun embarras et je vois parfaitement à distance, il ne faut pas insister pour que les lunettes soient constamment portées.

3° *Hypermétropie absolue.* — Le *p* est au delà de ∞. La vision même à distancen'est pas nette, tous les efforts que fait le malade sont nuls. Dans ces circonstances le meilleur résultat que l'on puisse obtenir, est que les mêmes lunettes qui ne sont pas trop fortes pour la vision à distance puissent suffire ordinairement pour le travail de près. L'indication formelle est de faire porter au malade des lunettes graduellement plus fortes : « L'année dernière j'eus la bonne fortune de rencontrer un gentleman anglais qui occupe un rang distingué dans le monde scientifique ; j'ai remarqué qu'avec des lunettes $(+\frac{1}{8})$ il voyait à 11″ et j'ai conclu qu'il était hypermétrope? « Vous ne voyez pas bien loin, » lui dis-je. — Oh! non, répondit l'intelligent et vigoureux vétéran. Je ne reconnais plus les caractères des minéraux au loin, comme autrefois, et si je cherche à les regarder à mes pieds, au travers de mes lunettes, je trébuche dessus. »

« Allez, lui dis-je et demandez à l'opticien des verres $(+\frac{1}{30})$. » Le lendemain il m'écrivit : « Je ne puis vous dire combien je vous suis reconnaissant du *nouveau* sens que vous m'avez donné. Je vois maintenant les yeux des jolies filles et les rides des vieilles dames aussi bien que quand j'étais jeune soldat. » (D.)

Pour le traitement de l'asthénopie qui appartient à un trouble de l'accommodation, le lecteur pourra consulter dans les livres spéciaux le chapitre : Anomalies de l'accommodation.

Nous dirons en passant que, dans chaque cas, l'usage temporaire des verres convexes est d'une grande utilité.

Quant au traitement de H non compliquée d'asthénopie,

on doit simplement, comme dans la presbytie, recommander l'usage des lunettes quelques années plus tôt que de coutume.

Les verres convexes sont nécessaires, non-seulement pour faire avec facilité un travail de près, mais leur emploi est encore avantageux pour la vision à distance. Les lunettes, en lisant, tombent un peu sur le nez, et fréquemment les mêmes verres sont alors suffisants à porter le $p^2$ en deçà de la distance de la vision distincte désirée.

*Nota.*—Quand la nécessité exige de fortes lunettes, on doit donner la préférence, en raison surtout de la position plus avantageuse des points principaux, à des verres périscopiques dont la surface concave doit être tournée vers l'œil.

Du préjugé régnant a l'endroit des verres de plus en plus forts. —Plus d'une fois nous avons entendu, dans les différentes cliniques, les malades dire, quand il s'agissait d'augmenter le numéro des lunettes : « Non, monsieur, je deviendrais aveugle, car il n'y aura plus de verres assez forts. » Mais il faut leur expliquer que lorsque la faiblesse de l'œil est entièrement corrigée, ils n'ont pas besoin des verres plus forts, et que l'augmentation exigée plus tard par les modifications séniles sera facile à obtenir. Et quand le déficit total de H égalerait le degré de l'aphakie, il serait encore compensé par une lentille de $\frac{1}{4}$; joignez encore le déficit complet de l'accommodation ($\frac{1}{4}$) on n'atteindra qu'à $\frac{1}{2}$; mais de tels chiffres dans H sont presque hyperboliques.

Traitement de l'amblyopie consécutive. — Il est d'une grande importance de corriger, dans un œil hypermétrope, l'état de la réfraction. Quand, entre la vision des deux yeux, existe une différence notable, l'œil le plus faible ne concourt plus à l'acte de la vision associée et fait, comme dans le strabisme, abstraction de l'image.

Si l'œil amblyope exclu de l'acte de la vision est encore apte à fixer avec la *macula*, on devra l'exercer isolément à la lecture à l'aide d'une loupe ou d'un verre grossissant plusieurs fois par jour (3 à 5), et chaque fois pendant quelques minutes (10 à 15). De cette manière les moyens propres à grandir les images stimulent avantageusement la sensibilité de l'organe et ramènent l'acuité à un type compatible avec le fonctionnement de celui-ci.

Correction de la presbyopie chez l'hypermétrope. — On sait que l'étendue dynamique de l'accommodation est généralement la même au même âge. (V. fig. 101, p. 604 du t. II, *Maladies des yeux*, par L. Wecker.) L'hypermétrope qui n'y voit nettement, à l'horizon même, qu'en dépensant une partie de cette force, en aura moins à sa disposition que l'emmétrope entre l'horizon et son *p*.

A chaque époque de la vie, l'hypermétrope a son *p* plus loin qu'il ne devait être à cet âge. La presbyopie s'accuse donc beaucoup plus vite chez lui que dans l'œil emmétrope, et d'autant plus promptement que le déficit de sa réfraction sera plus marqué. De ce fait M. Donders tire la conclusion suivante : « Tout homme, dit-il, qui réclame avant 35 ou 40 ans des lunettes convexes pour la lecture est nécessairement hypermétrope, et le degré de son H peut se conjecturer d'après l'époque prématurée de son apparente infirmité. »

Nous empruntons à M. Giraud-Teulon la marche que

l'oculiste doit suivre dans la correction de la presbyopie chez l'hypermétrope.

Supposons, dit-il, qu'un sujet affecté d'une H de $\frac{1}{H}$, soit en même temps affecté de presbyopie, comment y remédiera-t-on? En premier lieu, comment corrigera-t-on sa double insuffisance? Nous supposons d'abord l'amétropie de ce sujet corrigée par le verre convexe de longueur focale H, en rapport avec les rayons parallèles. Cela fait, nous mesurons son *p* (comme nous l'avons fait p. 18, 2° Pourtant, etc.), cette mesure nous donne ce qui lui reste d'accommodation ou de réfraction facultative.

Soit *p* cette distance du *punctum proximum;* faisant le calcul nous voyons quel verre il faudrait donner à l'emmétrope affecté de même degré de presbyopie que le premier sujet, pour le corriger. Soit *n* ce verre; pour corriger le même défaut chez le sujet en question, il faudra donc lui donner pour voir de près : $\frac{1}{H} + \frac{1}{n}$ combinés en un seul.

Exemple : Le sujet donné a une H de $\frac{1}{24}$, ce qui revient à dire que, pour les rayons parallèles, il est, pendant le repos de son accommodation, obligé d'user d'un verre + 24.

Armé de ce verre, son *p* est, supposons-nous, à 36 pouces. Le sujet a donc encore 6 unités de réfraction dynamique à sa disposition. Mais pour lire à 8 pouces il lui en faudrait 27; il lui en manque donc 21 (ou 27 — 6). Or pour les rayons parallèles, il était obligé d'employer un verre + 24 ou d'emprunter à l'art de l'opticien 9 unités de réfraction; pour lire, il lui en faudra donc dorénavant 9 + 21 = 30 unités de réfractions. — C'est la mesure de l'action réfringente d'une lentille de 7 pouces; c'est celle qui lui conviendra désormais pour la lecture.

*Nota.* — Nous ne saurions trop recommander la règle

à calcul (1), sur laquelle M. Giraud-Teulon a fait deux leçons (2) à sa clinique ophthalmologique. Cette règle est indispensable dans toutes les opérations qui s'exécutent dans l'étude physiologique et pathologique de la vision ; elle épargne au praticien, même de simples calculs de mémoire et facilite leur rapidité d'une manière prodigieuse. — Ainsi, pour corriger la presbyopie chez un hypermétrope nous allons voir comment le maniement si simple, de la règle à calcul donne des résultats d'une promptitude extraordinaire.

Nous prenons l'exemple de M. E. Javal :

« Un presbyte âgé (lisez hypermétrope) lit à 18″ avec un verre de 4″ 1/2 ; on veut le faire lire à 10″. Amenez le 4 1/2 de la réglette sous le 18 de la règle : vous voyez qu'il faudra un verre de 3″ 3/4, et que si vous vous contentez de la série usuelle (le verre 3″ 3/4 manque de la boîte à lunettes d'essai), vous aurez à choisir entre les verres 3″ 1/2 et 4″ qui le feront lire respectivement à 8″ 1/2 ou à 12″. »

Nous voyons qu'avec ce simple maniement on lit, d'un coup d'œil, sur la règle à calcul le verre nécessaire pour corriger la presbyopie chez l'hypermétrope.

On a prétendu guérir l'asthénopie classique par la section des muscles droits internes. C'est une pure illusion. On comprend parfaitement que la ténotomie des droits internes puisse influencer la convergence et qu'une plus forte tension de l'accommodation puisse s'associer avec certains degrés de convergence. Cette ténotomie agit de

(1) Javal, Nouvelle règle à calcul, *Annales d'oculistique* 1865, t. LIII, p. 181.

(2) Application de la règle à calcul de M. E. Javal aux opérations à exécuter sur la réfraction, 1865, t. LIV, p. 185.

la même manière que les prismes à angle interne dont l'usage procure quelques avantages aux asthénopes.

M. de Graëfe, de nos jours, a pratiqué la ténotomie des droits internes dans deux cas où l'action des externes était trop faible. Il ajoute que cette méthode comparée à celle du simple choix des lunettes, est plus intéressante que pratique.

Nous pouvons affirmer que par aucun des procédés opératoires (ténotomie ou autre) on ne peut diminuer H. Nous pouvons ajouter qu'après l'opération du strabisme convergent confirmé l'usage des verres convexes est nécessaire pour empêcher l'asthénopie et une rechute du strabisme.

Nous terminons le traitement de H par deux questions bien autrement importantes. Une hypermétropie peut-elle guérir radicalement? Non. — On pourrait penser *à priori*, que l'œil emmétrope pouvant devenir myope et la myopie être progressive, l'œil hypermétrope, lui aussi, pourra faire place à E ou même à M. Il semble encore possible que l'œil hypermétrope, étant un œil imparfaitement développé, puisse dans les années de croissance achever son développement.

M. Donders affirme que, dans l'état de santé, il n'a jamais vu une H disparaître ou du moins faire place à E ou à M, et il ajoute que ce phénomène peut avoir lieu quand une maladie de la cornée augmente sa convexité. Un examen superficiel peut nous tromper sous ce rapport. Voici une observation très-intéressante dont l'auteur est M. Donders. — Un homme de 54 ans avait été obligé de porter des verres convexes dès l'âge de 36 ans. A l'époque où je le vis, il préférait travailler sans lunettes. Avec

$S = 1$ il avait $M = \frac{1}{15}$. Est-ce que, dans ce cas, H avait fait place à M? Je trouvai que son pouvoir d'accommodation était complétement paralysé, qu'il était dans cet état depuis l'âge de 36 ans et que l'examen ophthalmoscopique indiquait une M progressive. L'idée qui se présentait alors d'elle-même, était qu'à l'âge de 36 ans la paralysie de l'accommodation compliquée d'une $M = \frac{1}{20}$ ou $\frac{1}{30}$ avait rendu nécessaire les verres convexes et que ceux-ci étaient ensuite devenus superflus et même gênants par suite des progrès de la M. La conclusion évidente est qu'un œil hypermétrope n'a aucune tendance à la M. Pourra-t-on penser rendre la cornée plus convexe ou l'axe visuel plus long sans aucun danger pour l'œil? Évidemment non. Du moment qu'on peut corriger cette anomalie de réfraction par les verres convexes et que l'hypermétrope exprime une grande joie et une grande reconnaissance, il ne faut pas, au moins dans l'état actuel de la science, avoir recours à des procédés aussi incertains que dangereux.

### APHAKIE OU ABSENCE DU CRISTALLIN.

Le nom d'aphakie (de α privatif et φακος, lentille) a été introduit dans la science par M. Donders.

On doit entendre par aphakie l'absence du cristallin dans l'œil ou sa disparition du champ pupillaire.

Les deux causes les plus fréquentes de l'aphakie sont : l'extraction de la cataracte et la blessure du cristallin donnant lieu à sa résorption graduelle. Nous pouvons y joindre la luxation du cristallin spontanée (1) ou traumatique

(1) Bowman, Lectures on the parts concerned in the operations on the eye. London, 1849, p. 131 et suiv.

et l'abaissement de la cataracte. En l'absence du cristallin, le système dioptrique de l'œil se réduit à une forme très-simple. Il se compose d'un milieu (humeur aqueuse et vitrée) ayant pour indice de réfraction celui de l'eau distillée et séparé de l'air par une courbe sphérique (1) (la cornée) de $8^{mm}$ de rayon. Le centre optique de cette surface est à $8^{mm}$, son foyer (2) a $31^{mm}$, 69.—L'écran rétinien étant situé à $23^{mm}$ de la surface antérieure de la cornée, l'œil privé du L est éminemment hypermétrope.

Pour calculer le degré de cette amétropie, nous plaçons une lentille infiniment mince en contact avec la cornée, lentille qui ramènera sur la rétine le foyer naturellement formé à $31^{mm}$, 69 de sa surface d'entrée.

Voici la formule $\frac{1}{x} = -\frac{1}{31.69} + \frac{1}{26} = \frac{1}{91^{mm}}$ ou $\frac{1}{x} = \frac{1}{3'',4}$.

Cette mesure varie d'ailleurs avec la longueur de l'axe, et l'on peut pour chaque cas, par la force réfringente qui corrige l'aphakie, calculer, après l'extraction du L, la longueur de l'axe de l'œil opéré.

Caractères distinctifs de l'aphakie. — On ne peut pas d'un coup d'œil reconnaître l'existence d'une aphakie. La profondeur de la chambre antérieure et un certain degré d'iridedonosis (tremblements de l'iris) ne sont pas des caractères distinctifs de l'aphakie. La recherche des images de Purkinge est dans ce cas d'une valeur importante. En

(1) La cornée n'est pas sphérique, mais légèrement ellipsoïde, et c'est avec une excentricité telle que l'aberration de sphéricité se trouve en partie corrigée. Dans le calcul on doit prendre pour base le rayon du sommet.

(2) Déjà nous voyons que le travail que nous avons fait à propos de H nous a conduit très-loin; nous sommes obligé d'être aussi bref que possible. Nous renvoyons le lecteur pour la dioptrique de l'œil au *Précis de la réfraction et de l'accommodation*, par M. Giraud-Teulon.

effet, les deux images (renversée et droite) dépendant du L n'existent pas. Tout au plus une réflexion diffuse pourra-t-elle être opérée par les restes plus ou moins opalins de la capsule. Au moyen de l'éclairage latéral avec une lumière concentrée et un verre grossissant, on voit facilement les secteurs et la direction des fibres du L (spectre stellaire) quand il existe à sa place normale (Helmholtz). Dans l'aphakie ces phénomènes manquent complétement ainsi que la polyopie monoculaire. Disons cependant que celle-ci peut être produite même en l'absence du L par des fausses membranes faisant réseau dans la pupille et y reconstituant les éléments d'un optomètre de Scheiner.

Après l'extraction du L l'acuité est généralement imparfaite. Des opacités dans le champ pupillaire en sont presque toujours la cause. Après les extractions les plus réussies, alors même que la pupille paraît complétement noire à l'œil nu, l'examen ophthalmoscopique, surtout à une lumière concentrée, révèle l'existence d'un léger dépôt sur la surface profonde de la capsule cristallinienne. Voilà pourquoi une portion de la lumière devient diffuse et amène une diminution dans la netteté des images rétiniennes.

La diminution de S est encore produite par un changement dans la courbure de la cornée (astigmatisme régulier), qui a lieu après l'extraction de la cataracte.

Pour des degrés égaux d'hypermétropie la vision sera d'autant plus imparfaite que la pupille sera plus grande; car la grandeur des cercles de diffusion est proportionnelle à cette dernière. C'est en raison des grands avantages d'une petite pupille dans l'aphakie que nous ne saurions considérer l'iridectomie spécialement à la partie inférieure comme une chose indifférente dans l'opération de la cataracte. Quand on la juge nécessaire, il faut la pratiquer en haut ou tout au moins en dedans, en dehors elle a plus d'inconvénients.

*Existe-t-il dans l'aphakie la moindre trace du pouvoir accommodatif?* — M. Donders affirme que non. Chez les jeunes gens dont l'acuité de la vision est parfaite, la pupille complétement transparente et chez lesquels on devait s'attendre à trouver quelques restes du pouvoir d'accommodation, l'ont entièrement perdu. A l'appui de son opinion M. Donders cite plusieurs observations pour démontrer que le pouvoir d'accommodation dans l'aphakie n'existe plus. Une seule observation sera suffisante pour démontrer ce que nous soutenons. Un jeune homme, intelligent, dit l'auteur, doué d'une acuité parfaite et même extraordinaire et qui lui-même s'intéresse à cette recherche, avait subi l'opération d'une double cataracte congénitale avec le plus grand succès.

Les verres de $\frac{1}{3}$ placés à 5''' lui faisaient voir à une grande distance un point lumineux assez rond et parfaitement défini. Une mire fut placée entre l'un des yeux et le point lumineux, et lorsqu'il regardait la mire avec des lignes visuelles convergentes, le point lumineux ne variait pas ou devenait tout au plus, plus petit et plus distinct sans changer de forme. Si l'on approchait la lentille a 1/4''' plus ou moins près de l'œil, le point lumineux éloigné, de rond qu'il était, s'allongeait dans une direction pour prendre la forme d'une ligne ; malgré le plus puissant effort et la plus forte convergence vers le point de mire, la ligne lumineuse restait toujours ligne, devenait seulement un peu plus courte, mais ne se transformait jamais en un point. Ce raccourcissement aussi bien que la diminution du point nettement vu, dépendait d'un resserrement de la pupille qu'on pouvait observer directement. L'expérience fut répétée pour chaque œil avec le même résultat. — Pendant cette expérience il était facile d'observer derrière la plaque noire qui était placée devant l'un des yeux, la déviation de cet œil pendant que la vision se portait alternativement sur la mire et sur le point lumineux éloigné.

*Traitement de l'aphakie.* — L'expérience et le calcul indiquent qu'une lentille de $\frac{1}{3'',5}$ corrige communément H de l'aphakie quand elle est placée à 1/2 pouce en avant de la cornée. Une fois l'aphakie étant corrigée pour les rayons parallèles, reste à calculer la force de la lentille qu'il faut ajouter au verre correcteur pour procurer la vision nette à une distance donnée.

L'œil privé du L et dont H a été neutralisée par le verre de force $\frac{1}{H}$ se trouve exactement dans la situation d'un œil emmétrope après la perte définitive de sa faculté accommodative.

Le centre optique d'un œil privé du L et dont H n'a pas été corrigée est au centre de courbure de la cornée c'est-à dire à $8^{mm}$ de la surface de cette membrane.

Si l'on corrige le déficit de réfraction de cet œil par l'apposition, devant la cornée, du verre de force $\frac{1}{H}$, on avance encore le centre optique, on le rapproche de la cornée. Il suit de là que, pour une même distance les objets dessineront dans l'œil privé du L, des images notablement plus grandes que dans l'œil emmétrope.

Dans l'aphakie, l'œil est irrégulièrement attiré par cette

circonstance, le déplacement en avant de son centre optique. Ce déplacement du centre optique en avant et sur l'axe de l'œil n'agit que sur la grandeur des images ; mais sur les axes secondaires il en est autrement, et les images ne sauraient être nettes. Pour qu'elles le soient sur tous les axes, il faut que le centre de réfraction coïncide avec le centre de la surface sensible. Ainsi, dans l'œil opéré de la cataracte la vision excentrique est donc toujours notablement diffuse ; elle n'est nette que sur l'axe. D'ici découle encore un conseil important pour les praticiens qui font précéder l'opération de la cataracte d'une iridectomie. Il faut éviter le plus possible que la pupille ne soit pas en dehors.

Faut-il, dans l'aphakie, changer de verre pour chaque distance ? Généralement, il est plus convenable de donner deux paires de lunettes entre lesquelles on partage le champ de l'accommodation, par de légères variations de position du verre. On peut même se contenter de la lentille qui corrige H. En effet, nous avons vu que le centre optique de l'œil privé de L est notablement déplacé en avant. Une lentille de $\frac{1}{3'',5}$ corrige communément H de l'aphakie quand elle est placée à 1/2 pouce en avant de la cornée ; le point nodal du système est porté en avant. Si on l'éloigne de 1/2 pouce de plus, le point de la vision nette est passé à 29″; un pouce de plus, et ce point (de la vision distincte) est rapproché jusqu'à 17″. Si au lieu d'une lentille de $\frac{1}{3''1/2}$ on en prend une de 1/3, et si on la place à cette même distance 1/2 pouce, pour les rayons parallèles, ce même verre, porté à un pouce de l'œil, donnera de très-bonnes images à 22″; à 1″ 1/2 les images seront encore nettes à 13″.

D'où il ressort que dans l'œil privé du L les images rétiniennes, par le déplacement en avant du centre optique, doivent être plus grandes, et qu'elles augmentent en grandeur en éloignant le verre de l'œil. Aussi peut-on lire et écrire avec le même verre (celui qu'on porte habituellement pour la vision à distance) ; il suffit de le déplacer simplement en avant.

Si l'aphakie existe dans les deux yeux, nous devons faire grande attention à la distance mutuelle des axes des deux verres. Il faut éviter que dans aucune circonstance la vision ne soit double. Enfin une altération de courbure de la cornée, ce qui se voit surtout après un prolapsus de l'iris consécutif à l'opération, exige une position oblique du verre.

La connaissance des lois générales doit être notre guide pour chaque cas en particulier.

### 1° *Dans l'hypermétropie le spasme de l'accommodation peut souvent simuler l'astigmatisme.*

Observ. I. M^me^ D..., 27 ans. L'œil gauche passe pour inutile. A l'œil droit l'acuité de la vue notablement diminuée. Avant l'instillation de l'atropine les méridiens cardinaux donnent : le vertical + 36, l'horizontal + 7. Après une heure d'atropine les méridiens cardinaux sont : le vertical + 9 l'horizontal + 4. — L'examen ophthalmoscopique dénote une hypérémie rétinienne intense. La papille est ovale à grand axe dirigé verticalement. — Le verre sphérique + 9 rend la vision aussi bonne que le verre cylindrique d'essai avant la paralysie de l'accommodation. Après quelques jours d'atropine le spasme cesse et le verre + 9 rend la vision bonne; les verres astigmatiques la troublent.

Observ. II. Gustave.... 21 ans, ingénieur. Recommandé par M. Van Rossbroeck à M. Giraud-Teulon. (Nous remercions M. Giraud-Teulon, qui a bien voulu nous communiquer cette observation avec une complaisance parfaite.) Le jeune ingénieur se servait des lunettes convexes n° 15 pour voir de loin. Pour les deux yeux S = 15/40. Les verres convexes améliorent la vue; il y a de Hm pour O.D. + 13, O.G. + 6. On soupçonne un spasme considérable de l'accommodation. On instille de l'atropine et l'on procède après une heure à l'examen de la réfraction. Après cet examen et après l'examen ophthalmoscopique on trouve : O.D. m.v. = 1/6, m.h. = 1. On donne pour cet œil un verre sphérique + 5 1/2 combiné avec un plan cylindrique — 20 dont l'axe vertical est dirigé en haut et en dehors. Pour l'œil gauche le verre prescrit est sphérique + 6, plan cylindrique — 30, l'axe dirigé horizontalement

Observ. III. L..., avocat, 36 ans. O.G. perdu depuis l'enfance. O.D.S = 15/40, H.m 1/8. E.O. confirme H. A l'image renversée, la papille est ovale à grand diamètre dirigé presque horizontalement. Hypérémie rétinienne. — Avant l'instillation de l'atropine on trouve m.h. + 14, m.v. + 18. Après 1 1/2 heure d'atropine m.h. + 11, m.v. + 10. Les épreuves faites avec des lignes noires et la fente sténopéique donnent : m.h. + 9, m.v. + 7. Le spasme de l'accommodation ayant été soupçonné, on recommande au malade de revenir le lendemain. Après 24 heures d'atropine, m.v. + 7 ou 8, m.h. + 7 ou + 8.

On prescrit un verre sphérique + 10, combiné avec cylindrique — 60, axe dirigé verticalement.

Une semaine après, le malade revient; le verre qu'il avait, ne le soulage plus. E.O. confirme H; par l'image renversée la papille avait sa configuration naturelle. Le verre qui lui rend la vue nette est + 14 pour le travail.

Observ. IV. (Résumé.) Mademoiselle D..., 52 ans S = 15/20 pour les deux yeux. Hm 1/30 des deux côtés.

A l'image renversée, le diamètre vertical des deux papilles plus grand que l'horizontal. Après l'atropine H = 1/30 des deux méridiens et des deux yeux.

Observ. V. (Résumé.) D..., 40 ans... O.D.S=15/20. O.G. S = 1.

Avant l'instillation de l'atropine H = $\frac{1}{30}$ pour O.D. et H = 1/48 pour O.G. Le grand diamètre de la papille droite dirigé presque horizontalement; au contraire presque vertical pour la papille gauche.

Nous n'avons plus revu le malade.

Observ. VI. (Résumé.) Mademoiselle C..., 22 ans. S = $\frac{15}{20}$ à peine des deux côtés. — H légère. Après trois jours d'atropine O.D. paraissait être affecté d'un astigmatisme simple; O.G. hypermétrope = 1/42.

L'observation est incomplète, la malade n'est plus revenue. (Très-probablement l'œil droit était aussi hypermétrope.)

Observ. VII. (Résumé.) J... 36 ans, avocat. S = 15/100 à peu près des deux côtés au trou d'épingle.

Avant l'atropine O.D. m.v. + 1/42, m.h. + 1/24. O.G. m.v. + 1/24, m.h. 1/14. Après l'atropine, les verres sphériques positifs faisaient voir aussi bien. Atrophie choroïdienne, plus de pigment, hypérémie papillaire intense. (Observ. incomplète.)

Observ. VIII. (Résumé.) A... 35 ans, napolitain. — L'acuité = 1 5/40. O.D. m.v. + 6 1/2, m.h. + 5 1/2. O.G. m.v. + 5 1/2 m.h. + 5 1/2. Sans paralyser l'accommodation, on voit qu'il y a une Hm de + 11 ou + 10.

Hypérémie rétinienne, Papille droite plus petite et plus irrégulière que la papille gauche.

Observ. IX. (Résumé.) A... 40 ans, couturière. O.D. m. v. normal, m.h. + 24. O.G, Hm = 12 à peu près (1). Un verre cylindrique convexe + 24 à arête verticale pour O. D. Pour O.G. un verre sphérique + 24. Deux jours après, la malade revient, les verres ne la soulagent pas. On paralyse l'accommodation et l'on examine O.D. m.v. + 20, m.h. + 16. O.G. m.h. + 16, m.v. + 18. Dans cet œil, la différence entre les méridiens étant faible, on soupçonne aussi pour l'œil droit un spasme de l'accommodation. On continue l'instillation de l'atropine afin d'amener une paralysie complète, et l'on trouve une H = 18 à droite et de 1/16 à gauche.

Observ. X. A... 31 ans, commis (recommandé par M. Van

(1) Tant que persiste le spasme de l'accommodation, il est impossible de déterminer rigoureusement le degré de H ; voilà pourquoi dans certains cas nous faisons suivre des mots « *à peu près,* » le chiffre qui représente cette évaluation.

Roosbroeck à M. Giraud-Teulon). Asthénopie accommodative datant de l'enfance. S = 15/50 O.D., 15/75 O.G. Un peu d'amélioration au trou de l'épingle. Avant l'atropine Hm + 11 des deux côtés, mais le résultat n'est pas sûr. Après 1 1/2 heure d'atropine, on trouve avec la fente : O.D. m.v. + 10, m.h. + 7. O.G. m.v. + 11 ; m.h. + 6 1/2.

A l'image droite et avec un verre concave n° 5, les deux papilles ovales à grand axe dirigé verticalement. A l'image renversée, les papilles sont petites, mais rondes ; — choroïdite atrophique du 1er degré :

Les papilles mesurant la droite 6mm, la gauche 5mm, elles présentent un exsudat.

Après instillations prolongées d'atropine. Avec la fente O.D. m.v. + 8, m.h. + 6. O.G. m.v. + 9, m.h. + 5. Avec l'appareil de Javal modifié O.D. + 9. O.G. + 8. Il n'y a plus d'astigmatisme, tous les rayons sont parfaitement nets.

L'essai avec les verres cylindriques donne encore + 8 et + 10 pour O. D. et + 9 + 11 pour O. G., mais avec quelque confusion. Ces deux couples paraissent indifférents. — S = 15/75 des deux côtés.

Un dernier essai donne O. D. + 9, O. G. + 10. Il n'y a plus d'astigmatisme, mais du spasme léger dans l'hypermétropie.

Le malade a, en outre, un léger strabisme convergent ou plutôt de l'insuffisance des droits externes qui a depuis longtemps laissé l'œil gauche sans travail.

Cette observation de date récente, nous la devons textuellement à l'obligeance de M. Giraud-Teulon.

Nous avons appris que le malade est revenu en Belgique avec les verres nécessaires pour son hypermétropie.

*Réflexions.* — De ces observations nous pouvons dire que le spasme de l'accommodation, fréquent dans H, peut donner lieu à de l'astigmatisme.

Pour ne pas tomber dans de pareilles erreurs de diagnostic, pour ne pas élever le chiffre des astigmates qui heureusement est peu considérable, il faut se rappeler :

1° Que l'hypermétropie est une anomalie de réfraction très-fréquente, que l'astigmatisme est très-rare ;

2° Que le spasme de l'accommodation, dans l'hypermétropie peut donner lieu à des astigmatisme intermittents, réguliers et irréguliers.

3° Que le moyen le plus sûr pour ne pas faire un diagnostic faux, c'est la paralysie de l'accommodation par l'atropine allant jusqu'à la saturation (quand le spasme est considérable ;)

4° Enfin d'examiner chaque œil en particulier, en plusieurs séances successives, et de ne donner les verres nécessaires qu'après avoir obtenu des résultats non douteux.

### 2° *Les orgeolets et les blépharo-conjonctivites peuvent être entretenus par l'hypermétropie.*

Observ. XI (Résumé.) N..., 30 ans, couturière, d'une bonne constitution est incommodée d'une blépharite depuis sa jeunesse. Quand nous la voyons elle a les bords des paupières rouges et un petit orgeolet à la paupière inférieure gauche près de l'angle interne. Elle nous dit qu'elle a pris des pommades jaunes, rouges et des eaux blanches de toute espèce, tout cela sans résultat. Soupçonnant chez elle un certain degré de H, nous lui demandons : «Pouvez-vous travailler longtemps? » Elle nous répond «Non.» (Asthénopie par H.) Nous trouvons, en effet, qu'elle a besoin des verres + 34 des deux côtés pour le travail. Nous lui avons donné les verres et recommandé de les porter constamment pour le travail, et de se laver plusieurs fois dans la journée avec de l'eau fraîche... Après plusieurs mois, la malade revient à propos d'un corps étranger qu'elle avait reçu dans l'œil droit. Dans les renseignements que nous prenions elle nous dit : « J'avais les yeux rouges et des compères-loriots; depuis que vous m'avez recommandé de porter des lunettes pour le travail, je suis très-soulagée, je ne me fatigue plus. » On lui recommande de se servir constamment de ses lunettes pour le travail.

Obs. XII. (Résumé.) C..., 21 ans, modiste, bonne constitution, cheveux châtains, un peu coquette. Les bords des paupières rouges, presque violacés; la conjonctive hypérémiée. A l'examen de la réfraction, on constate H des deux côtés; asthénopie légère. On lui donne des lunettes 42 pour le travail. Elle revient après deux mois accompagnée de sa mère; elle se plaint d'être fatiguée, surtout le soir (l'asthénopie commence à se manifester); mais elle se plaint toujours de la rougeur de ses paupières. On lui demande : «Travaillez-vous avec vos lunettes? » La mère répond : « Non, monsieur... » « Pourquoi ne travaillez-vous pas avec vos lunettes? » « On m'a dit que je suis bien jeune pour en porter. » On lui dit : « Mademoiselle, si vous travailliez avec vos lunettes, vous ne vous fatigueriez plus le soir et vos paupières ne seraient plus rouges.»

Obs. XIII. (Résumé.) A..., 18 ans, couturière; excellente constitution, teint brun. Les bords des paupières rouges depuis plusieurs années. Elle se fatigue en travaillant. On soupçonne de H. L'examen ophthalmoscopique, le trou d'épingle et les verres convexes la confirment. On lui donne + 48 pour le travail. Nous avons perdu de vue la malade, malgré ses promesses de revenir.

Obs. XIV. (Résumé.) C..., jeune fille de 14 ans et demi. Bonne constitution. Blépharite rebelle à tous les traitements qu'elle avait faits. H est constatée par tous les moyens dont on dispose. On lui donne + 24 pour le travail. (Obs. incomplète.)

*Réflexions.* Certains degrés d'hypermétropie peuvent entretenir des blépharites, des hypérémies conjonctivales, etc. Quand ces phénomènes du côté des paupières se présentent sur une personne de bonne constitution, toujours bien portante, quand il n'y a pas une autre cause, ou du moins une cause connue, on doit examiner l'état de la réfraction. Quelquefois H est la cause unique, car une fois que les verres nécessaires pour le travail sont prescrits, les phénomènes du côté des paupières commencent à disparaître et finissent par ne plus exister.

3° *L'insuffisance des droits internes peut s'adjoindre à l'hypermétropie.*

Auto-obs. XV. V..., 25 ans. Pas de phénomènes d'asthénopie classique. S = 1. Je suis légèrement hypermétrope : $\frac{1}{48}$ des deux côtés. Depuis plus de sept ans j'ai employé presque tous les collyres pour une conjonctivite limitée à l'angle interne gauche. Elle apparaît et disparaît sans que les collyres puissent la modifier. Il y a trois ans, de temps en temps, les personnes de ma connaissance me disaient : « Tiens, tu louches. » L'insuffisance dont je suis affecté n'est devenue manifeste que depuis une année environ. Avant l'époque de la manifestation et à présent, je me passe instinctivement la main dans l'angle interne de l'orbite, comme si je voulais me soulager de quelque chose. Après une demi-heure, rarement après une heure de travail, je regarde au loin pendant quelques minutes. Pendant le travail, pour éviter la tension pénible (une espèce de tiraillement dans l'angle interne de l'orbite gauche), je me tiens le plus loin possible de l'ouvrage. D'autres fois, après un travail longtemps continué, je cache mon champ visuel du côté externe (œil gauche) ou je couvre mon œil gauche, cela toujours en vue du soulagement. Une douleur sourde dans l'œil gauche m'arrive souvent après un travail de quelques heures. Je n'ai jamais pu constater la diplopie ; tous mes efforts restent infructueux, tant m'est pénible la vision des objets doubles. Avant même que les lettres se dissocient, je prends la précaution, tantôt de cacher mon œil gauche, tantôt de regarder à l'horizon.

La convergence des yeux ne se maintient pas quand je fixe un objet placé à moins de 5″ et pour cette distance un de mes yeux se dévie rapidement en dehors, quand la main de l'observateur vient à me cacher l'objet.

J'ai employé pour le travail des lunettes prismatiques (6° du côté gauche, 5° du côté droit), pendant deux mois, de 3 à 4 heures par jour, mais sans satisfaction.

Les lunettes pesaient beaucoup ; les images irisées et le tiraillement des images excentriques qui m'étaient très-pénibles m'ont forcé à les abandonner. M. Wecker m'a proposé, comme traitement curatif, la ténectopie du droit externe.

M. Giraud-Teulon a fait tout récemment quatre ténectopies des droits externes pour l'insuffisance des droits internes.

Nous avons vu un bon nombre de cas d'insuffisance des droits internes conjointement avec l'hypermétropie. Nous ne les rapportons pas ici, parce qu'ils soulèvent quelques questions encore irrésolues.

Nous prenons la liberté de mentionner ces faits à l'école de Berlin qui, comme on le sait, admet que l'insuffisance des droits internes s'observe conjointement avec la myopie et non pas avec l'hypermétropie (1).

Au moment où notre thèse était terminée, nous avons lu dans le numéro de juin des *Annales d'oculistique*, une observation de M. le professeur Arlt qui vient à l'appui de l'opinion soutenue par M. Giraud-Teulon.

... « L'autre cas présente des masses blanc bleuâtre, immédiatement derrière la capsule sans forme ni ordre déterminés. Ceci est déjà une curiosité peu aisée à expliquer, mais ce qui intéresse davantage, c'est qu'à l'ophthalmoscope on constate l'existence d'un staphylôme postérieur fort étendu. L'état de la réfraction se trouve être Hpr 1/10. Nous prenons la liberté de signaler ce cas à M. Giraud-Teulon. Il vient à l'appui de l'opinion qu'il soutient relativement à la pathogénie du staphylôme postérieur. Il ne nous souvient même pas d'avoir vu une hy-

(1) Des anomalies dynamiques des muscles latéraux de l'œil et de l'accommodation. Leçon faite au dispensaire de M. Giraud-Teulon ; par M. le professeur de Graëfe. *Annal. d'oculist.*, décembre 1866, p. 318, 323.

permétropie aussi forte dans la liste des cas que M. Giraud-Teulon a publiée à l'appui de sa thèse (1). »

---

## CONCLUSIONS.

De ce qui précède, nous croyons pouvoir conclure :

1° Que l'hypermétropie est la conséquence d'un vice de conformation de l'œil : brièveté de l'axe antéro-postérieur ;

2° Qu'elle est entièrement distincte de la presbytie ;

3° Que non-seulement elle est la plus commune de toutes les maladies de la réfraction, mais encore qu'elle occupe presque le sixième rang dans les maladies des yeux ;

4° Que l'asthénopie accommodative est le signe presque caractéristique de l'hypermétropie ;

5° Que le strabisme convergent est la conséquence fréquente de l'hypermétropie (sur 100 cas de strabismes convergents, 85 sont hypermétropes) ;

6° Que le seul traitement de l'asthénopie accommodative (phénomène formidable de l'hypermétropie) est l'emploi des verres convexes convenables.

(1) Rapport sur la clinique ophthalmologique de l'Université de Vienne, pendant les années 1863, 1865, *Annal. d'oculist.*, juin 1867, p. 271.

TRAVAUX A CONSULTER.

J. A. Hesse. Theoretisch en praktisch handboek der mechanische oogheelkunde, p. 216. Zierikzee, 1842.

Ritterich. Das Schielen und seine Heilung, p. 73. Leipzig, 1843.

Ludwig Böhm. Das Schielen und der Sehenenschitt in seinen Wirkungen auf Stellung und Schkraft der Augen. Berlin, 1845.

Stelwvag de Carion. Die Accommodationssehler des Auges. Mémoire présenté à l'Académie impériale des sciences à Vienne, le 12 avril 1855. (Sitzungsberichte der Kaiserlichen Akademie der Wissenschaften, Mathematischnaturwissenschaftlische. Classe, bd XVI, pp. 187-281.)

Graefe. Ueber Myopia in distans nebst Betrachtungen über das Sehen jenseits der greuzen unserer Accommodation. Achiv für Ophthalmologie. B. II abth 1, pp. 158-186.

Donders. Nederlandsch Tijdschrift woor Geneeskunde jaarg 1856, pp. 465-476.

Archiv für Ophthalmologie, B. IV, abth 1, pp. 301-340.

Ametropia en hare gevologen. Utrecht, 1860.

On the anomalies of Accommodation and refraction of the eye, etc., p. 456.

The new Sydenham Society.

London, MDCCCLXIV.

Note. Cet ouvrage est traduit presque textuelle-par M. Émile Javal. (L. Wecker, Maladies des yeux.)

Mac Gillavry. Oderzockingen over de hoegrootheid der accommodatie. Utrecht, 1858.

Congrès ophthalmologique de Heidelberg, 1859.

Hasner. Klinische Vortrage über Augenheilkunde. Prag, 1860.

GIRAUD-TEULON. Physiologie et pathologie fonctionnelle de la vision binoculaire. Paris, 1861.

Précis de la réfraction et de l'accommodation de l'œil, etc., 1865.

De l'œil, 1867.

HAPPE. Die Bestimmungen des Sehbereichs und dessen Correction. Braunschweig, 1860.

JAEGER, JUNR. Ueber die Einstellungen des dioptrischen Apparates immenchlichen Auge. Vien, 1861.

SŒLBERG VELLS. On long, short, and weak Sight, and their Treatment. London, 1862.

www.ingramcontent.com/pod-product-compliance
Ingram Content Group UK Ltd.
Pitfield, Milton Keynes, MK11 3LW, UK
UKHW022110170726
13837UKWH00003B/1147